W0322800

DR. MED. STEFFEN LÜDER

WHO CARES?

Wie unser Gesundheitssystem das Leben unserer Kinder gefährdet

DR. MED. STEFFEN LÜDER

WHO CARES?

Wie unser Gesundheitssystem das Leben unserer Kinder gefährdet

NOTRUF EINES KINDERARZTES

riva

Bibliografische Information der Deutschen Nationalbibliothek
Die Deutsche Nationalbibliothek verzeichnet diese Publikation in der Deutschen Nationalbibliografie. Detaillierte bibliografische Daten sind im Internet über https://dnb.de abrufbar.

Für Fragen und Anregungen
info@m-vg.de

Wichtiger Hinweis
Ausschließlich zum Zweck der besseren Lesbarkeit wurde auf eine genderspezifische Schreibweise sowie eine Mehrfachbezeichnung verzichtet. Alle personenbezogenen Bezeichnungen sind somit geschlechtsneutral zu verstehen.

Originalausgabe
1. Auflage 2024
© 2024 by riva Verlag, ein Imprint der Münchner Verlagsgruppe GmbH
Türkenstraße 89
80799 München
Tel.: 089 651285-0

Alle Rechte, insbesondere das Recht der Vervielfältigung und Verbreitung sowie der Übersetzung, vorbehalten. Kein Teil des Werkes darf in irgendeiner Form (durch Fotokopie, Mikrofilm oder ein anderes Verfahren) ohne schriftliche Genehmigung des Verlages reproduziert oder unter Verwendung elektronischer Systeme gespeichert, verarbeitet, vervielfältigt oder verbreitet werden. Wir behalten uns die Nutzung unserer Inhalte für Text und Data Mining im Sinne von § 44b UrhG ausdrücklich vor.

Redaktion: Matthias Teiting
Umschlaggestaltung: Maria Verdorfer
Umschlagabbildung: Hannibal Hanschke
Satz: Andreas Linnemann
Druck: GGP Media GmbH, Pößneck
Printed in Germany

ISBN Print 978-3-7423-2587-7
ISBN E-Book (PDF) 978-3-7453-2374-0
ISBN E-Book (EPUB, Mobi) 978-3-7453-2375-7

Wir produzieren nachhaltig
www.m-vg.de

Weitere Informationen zum Verlag finden Sie unter
www.rivaverlag.de
Beachten Sie auch unsere weiteren Verlage unter www.m-vg.de

Inhalt

Vorwort

Als Kind war ich oft krank. Meist hatte ich eine harmlose Erkältung, die ich bei Oma Trinkler auf dem Sofa auskurieren durfte, weil meine Eltern als Lehrer beide berufstätig waren. Das hat mir gefallen, obwohl es heißt, ich habe Oma Trinkler einige Nerven gekostet. Auch krank war ich sicher kein ruhiges Kind.

Neben den Erkältungen nahm ich noch einiges andere mit: Vor der Einschulung, mit vier oder fünf Jahren, wurden mir Polypen entfernt, mit sechs die Rachenmandeln. Obwohl meine dritte Operation, eine Beschneidung mit sieben Jahren, nicht groß anders war als die beiden vorhergehenden, prägte sie sich mir nichtsdestotrotz als besonders unangenehm ein. Ich erinnere mich genau daran, wie ich eine Atemmaske aufgesetzt bekam, aus der ein stinkendes Äthergas strömte. Niemand erklärte mir, was nun passieren würde. Niemandem schien in den Sinn zu kommen, dass ich Angst haben könnte. Mir wurde schlicht gesagt, ich solle jetzt bitte bis zehn zählen. Das wiederum kam MIR überhaupt nicht in den Sinn. Ich trat um mich und brüllte: »Ich red' nicht mit euch!« Die Narkose wirkte dadurch natürlich erst recht – wer schreit, muss atmen. Doch auch wenn diese Operation so reibungslos verlief wie die beiden davor, hängt mir die »Maskenerfahrung« bis heute nach: Vom Geruch bestimmter Fensterputzmittel bekomme ich noch immer eine Gänsehaut, weil er mich an das Narkosegas erinnert.

Das ist 50 Jahre her. Damals hatte ich keine Ahnung, dass ich selbst einmal Arzt werden und Kinder behandeln würde. In meinem ersten Berufsleben, das noch in der damaligen DDR begann, war ich Diplom-Biologe. Ein Studium, für das ich mich entschied, weil ich meine Bio-Lehrerin toll fand. Sie machte einen großartigen Unterricht und begeisterte mich dadurch für das Fach. Biologie lag mir, sie war logisch – und Logik mag ich. Nach der Wende bekam ich ein Forschungsstipendium für zwei Jahre, das nach einem Jahr evaluiert und nicht mehr verlängert wurde. Plötzlich hatte ich keinen Job mehr und saß im Arbeitsamt. Mit Ende 20. Obwohl ich mich deutschlandweit hätte vermitteln lassen, waren für Biologen keine Stellen im Angebot. Das galt auch für die Bereiche Chemie, Physik oder Geografie, für die ich mich ebenfalls interessierte.

Da ich handwerklich komplett unbegabt bin, aber gut lernen und wissenschaftlich denken kann, kam mir Medizin in den Sinn – ein Berufszweig, der sich nicht ins Ausland auslagern lässt. Kranke werden immer vor Ort versorgt. Eine Naturwissenschaft, in der klares Denken gefragt ist und die nach dem Ursache-Wirkungs-Prinzip funktioniert: Woher kommt der Husten? Wann ist eine Blutentnahme sinnvoll? Eine krisenfeste Branche. So dachte ich.

Und damit begann ich mein zweites Studium. Auch da war mir noch nicht klar, dass ich einmal in der Kindermedizin landen würde. Das bahnte sich erst nach meiner Doktorarbeit an, als ich 2001 meinen Facharzt machen wollte. Ich verschickte drei Bewerbungen: je eine an die Gastroenterologie und Kardiologie in der Charité Berlin und eine an die Kinderklinik Lindenhof, weil die nur knapp zwei Kilometer von meinem Zuhause entfernt war. Diese dritte Bewerbung warf ich an einem Dienstag in den Briefkasten – exakt acht Tage später hatte ich ein Vorstellungsgespräch durchlaufen und die Zusage erhalten. Nicht weil ich über die Maßen qualifiziert gewesen wäre, sondern weil ich als Mann nicht schwanger ausfallen konnte. Schon damals war das Fachpersonal knapp. Schon damals musste ich mich gegen Klauseln wehren, die Überstunden quasi zur Voraussetzung für eine Vertragsverlängerung machten. Schon damals sprach ich die Missstände immer wieder an. Es interessierte nur (fast) niemanden.

Das änderte sich erst, als Ende 2022 die Influenza- und RS-Virus-Erkrankungen unter Kindern deutschlandweit in die Höhe schnellten. Als ich am 2. Dezember 2022 meine Praxis vorzeitig bis Jahresende schloss, wegen Budgetüberschreitung und Überlastung, waren die Medien voll von Berichten über Kinderarztpraxen und Kinderstationen kurz vor dem Kollaps. Über fehlenden Fiebersaft und Eltern, die in andere Bundes- oder unsere Nachbarländer fuhren, um in den Apotheken dort Medikamente für ihre Kinder zu besorgen. Wie kann ein Arzt da einfach dichtmachen?

Seitdem habe ich viele Male im Fernsehen, in gedruckten und in digitalen Medien erklärt, warum dies ein Zeichen an Bundesgesundheitsminister Karl Lauterbach war. Weshalb es notwendig war zu schließen. Warum das System so nicht mehr lange funktioniert und was sich ändern muss, damit es wieder funktioniert. In diesem Buch möchte ich es noch einmal erklären. Ausführlicher. Detaillierter.

Es geht um eine Patientengruppe, die zu den vulnerabelsten gehört, aber keine Stimme hat. Denn Kindermedizin ist nicht profitabel. Dass unser Gesundheitssystem krankt und nur humpelnd vorwärtskommt, wenn es um das Wohlergehen der Kinder geht, ist nicht erst seit gestern so. Auch als ich selbst noch ein Kind war und behandelt wurde, anstatt selbst zu behandeln, hätte vieles besser lauten können. Da war es zum Beispiel nicht üblich, dass Eltern bei ihren Kindern im Krankenhaus bleiben durften. Vätern wurde ihr Neugeborenes nur durch eine Scheibe gezeigt. Und ich lag nach meiner Beschneidungs-OP allein auf der chirurgischen Station, in einem Zimmer mit drei Opas, und wartete sehnsüchtig auf die zwei Stunden täglich, in denen mich meine Eltern besuchen durften. Kinder wurden damals allein gelassen. Und sie werden es auch heute noch. Aber anders.

Dass Eltern mit im Krankenhaus übernachten und Väter ihre Neugeborenen in den Arm nehmen dürfen, das hat sich erst über die Jahre entwickelt. Es ist eine positive Entwicklung, eine im Sinne der Kinder und ihrer Eltern.

Aber nicht alles, was sich in den vergangenen Jahren und Jahrzehnten in der Pädiatrie und dem hiesigen Gesundheitswesen getan hat, ist gut oder hat zu einer Verbesserung der Situation kranker Kinder geführt. Damals wurden Kinder behandelt wie kleine Erwachsene – und das hat sich bis heute nicht geändert. Aber damals wurden die Kinder zeitnah behandelt. Heute müssen Eltern stunden- oder tagelang auf einen Untersuchungstermin für ihre Kinder warten. Ausführlich beraten, Erklären, Zuhören? Das geht allein schon wegen des Zeitdrucks nicht, der in deutschen Kinderarztpraxen herrscht: Vier Minuten habe ich im Schnitt pro Kind.

Ende 2022 waren es gerade noch zweieinhalb. Heute ist Medizin Fließbandarbeit. Man verdient Geld, wenn man viele Menschen sieht. Aber wenn ich viele Menschen sehe, kann ich mit den vielen weniger reden.

Circa 150.000 Patientenkontakte hatte ich in meinem Beruf als Kinderarzt, seit ich 2008 meine Praxis in Berlin im Stadtbezirk Lichtenberg-Hohenschönhausen übernahm. Einige Jugendliche, die ich früher behandelt habe, kommen jetzt als junge Eltern mit ihren Kindern zu mir. Das ist schön. Das ist ein Grund, warum ich meinen Beruf liebe. Trotz allem. Kein Tag ist wie der andere, kein Kind ist wie das andere. Doch jedes Kind und jeder Jugendliche hat es verdient, gesehen zu werden und eine gute und unmittelbare Behandlung zu bekommen, wenn sie gebraucht wird. Natürlich: Das System lässt sich nicht von heute auf morgen verändern. Genau wie ein Öltanker sich nicht mal eben wenden lässt. Aber man kann, man muss alles, was möglich ist, dafür tun, dass das Gesundheitssystem auf einen Kurs kommt, der sinnvoll und nachhaltig ist für alle Beteiligten. Bis dahin werde ich weiter den Mund aufmachen und meine Meinung sagen. Bis dahin werde ich weiter im Minutentakt behandeln (müssen). Denn jeder, der innerhalb meiner Sprechstundenzeiten zu mir kommt, soll auch drankommen. Falls ich mich deswegen mal gestresst fühlen sollte, dann finden Sie mich zu Hause in der Sauna. Und das wird der einzige Ort bleiben, an dem Sie mich das Handtuch werfen sehen.

Und dann hat er zu atmen aufgehört …

Es ist halb 3 Uhr nachts. Ein Montag im November, noch knapp vier Wochen bis Weihnachten. Petra S. sitzt im dämmrigen Schein ihrer Nachttischlampe in ihrem Bett, an ihre Brust gelehnt ihr kleiner Sohn Tom, 6 Jahre alt. Sein Kopf glüht, der Schlafanzug – bereits der zweite diese Nacht – klebt nass an seinem Körper. Tom atmet schwer, aber immerhin schläft er endlich. Davor hatte er so sehr gehustet, dass er sich beinahe hätte übergeben müssen. Eine heftige Erkältung, vermutet Petra S. Geht wahrscheinlich gerade in der Schule rum. Vielleicht die Grippe.

Nichts hatte so richtig geholfen. Kein Kräutertee mit Honig, keine Wadenwickel. Irgendwann hatte Petra S. aufgegeben und ihr Kind ins Elternschlafzimmer verfrachtet. Wenn sie schon nichts anderes tun konnte, dann wollte sie Tom wenigstens in ihrer Nähe haben. Auch wenn ihr Mann darüber wenig begeistert war: Er musste am nächsten Morgen früh raus, balancierte jetzt am äußersten Rand des Bettes und versuchte, noch ein paar Stunden Schlaf zu bekommen. Sanft strich Petra S. dem dösenden Tom über das feuchte Haar. Sie selbst würde vermutlich nur noch ein wenig vor sich hindämmern, bis um 6:30 Uhr der Wecker klingelte. Bestenfalls. In der Grundschule würde sie Tom krankmelden und stattdessen mit ihm in die Kinderarztpraxis fahren müssen, sobald dort geöffnet wurde. Verdammt, eigentlich hätte sie um 9:00 eine Besprechung im Büro. Vielleicht würden sie ja schnell drankommen, wenn sie früh genug dort waren. Dann könnte sie wenigstens von zu Hause aus noch ein bisschen arbeiten. Falsch gedacht.

Als Petra S. und Tom um kurz vor acht, wenige Minuten bevor ihr Kinderarzt Dr. F. öffnet, an der Berliner Praxis ankamen, hatte sich davor schon eine kleine Schlange gebildet. Müde Eltern, die entweder apathisch dreinschauende Kinder auf dem Arm schaukelten oder versuchten, hysterisch brüllende zu beruhigen. Dass gerade wieder die Grippe grassierte und die Atemwegsinfekte zunahmen, hatte Petra S. gelesen, aber dieser Anblick überraschte sie dann doch.

Als die Medizinische Fachangestellte die Tür endlich aufschloss, drängte die Meute in den Anmeldebereich, als wäre Winter-Schlussverkauf. Stoisch-routiniert fertigten die beiden Damen hinter dem Empfangstresen einen nach dem anderen ab. Karte durchziehen und: »Bitte im Wartezimmer Platz nehmen, wir rufen Sie dann auf.« Petra S. hatte versucht, den Medizinischen Fachangestellten klarzumachen, dass es dringend war. Toms Fieber war zwar ein wenig gesunken, aber seine Atmung ging rasselnd, er hustete noch immer stark. Dass ein Kind in einem solchen Zustand lange im Wartezimmer saß, konnte doch niemand wollen, oder? Aber so weit, irgendetwas zu erklären, war sie gar nicht gekommen. Nachdem sie ihre Vermutung »starke Erkältung, vielleicht auch Grippe« geäußert hatte, was die Medizinische Fachangestellte mit einem Nicken und hektischem Tippen in den Computer quittierte, wurde sie zu den anderen Eltern ins Wartezimmer geschickt. »Kann ein bisschen dauern«, hatte es geheißen.

Dieses Bisschen zog sich nun schon fast eine Stunde lang hin. Tom auf ihrem Schoß wimmerte entweder oder quengelte, er wolle nach Hause. Um Petra S. herum hustende, schniefende, heulende Kinder und zunehmend genervte Eltern. Die Besprechung konnte sie vergessen und vermutlich auch das Vorhaben, heute zumindest noch ein paar E-Mails zu beantworten. »Hoffentlich muss Tom jetzt nicht auch noch spucken vor lauter Husten ...«

Als Petra S. um kurz nach 9 Uhr endlich vor Dr. F. saß, der Tom schon seit dessen Geburt betreut, waren ihre

Nerven zum Zerreißen gespannt. Aber zumindest war da nun jemand, der zuhören würde, wenn sie vom Husten, vom Fieber und den Atemproblemen berichtete. Jemand, der verstehen und etwas tun würde, um es möglichst schnell besser zu machen. Doch Dr. F. schaute nur kurz in seinen Computer, sagte: »Aha, Fieber und Husten. Wie lange schon?« Dann wurde der Junge noch schnell untersucht. Und keine fünf Minuten später standen Petra S. und Tom wieder im Empfangsbereich, mit einem Rezept für Hustensaft und Zäpfchen gegen das Fieber sowie der Diagnose Virusinfekt. »In ein paar Tagen ist Tom wieder fit«, hatte Dr. F. prognostiziert.

Aber das war er nicht. Im Gegenteil. Bereits am Dienstag ging es Tom schlechter. So schlecht, dass Petra S. und ihr Mann am Nachmittag mit Tom in eine Berliner Kinderrettungsstelle fuhren. Noch einmal so lange im Wartezimmer sitzen? Nein danke. Zwei Tage Arbeit hatte Petra S. mittlerweile verpasst. Ausgerechnet in der Hochphase vor dem Jahresabschluss. Aber wenn sie ihr Kind ansah, wie es da in ihren Armen lag, apathisch, schwer atmend, war ihr das ganz egal.

Die Rettungsstelle war rappelvoll. Wieder hieß es: Warten. Noch länger als am Tag zuvor in der Praxis. Die Reihen im Wartebereich schienen sich überhaupt nicht zu lichten, immer neue Kinder kamen an. Als Tom endlich an der Reihe war, der Arzt ihn untersucht und abgehört hatte, meinte er: »Vermutlich ein Pseudokrupp.« Also eine Atemwegserkrankung mit bellendem Husten und pfeifender Atmung, bei der die Schleimhäute in Luftröhre und Kehlkopf anschwellen. Für Kinder bis zum sechsten Lebensjahr kann sie sehr gefährlich werden, da deren Luftröhre und Kehlkopf auch ohne Schwellung noch recht eng sind. Der Arzt stufte Tom entsprechend als »krank genug« ein, um ihn stationär aufzunehmen und zu überwachen. Allein, es gab kein freies Bett mehr in der Klinik. Auch alle anderen Kinderkliniken in Berlin, neun an der Zahl, waren voll bis unter das Dach. Petra S. war alarmiert. Was würde nun mit ihrem Sohn passieren? Er brauchte doch ganz eindeutig Hilfe.

Der Junge musste in eine Brandenburger Kinderklinik verlegt werden. Ein reiner Krankentransport wurde bestellt, das heißt einer ohne Arztbegleitung. Dieser Transport, ein echter Krankenwagen, den Tom unter normalen Umständen super spannend gefunden hätte, sollte ihn die 30 Kilometer bis zum nächstmöglichen freien Klinikbett bringen. Jetzt zeigte der Junge kaum eine Reaktion, als er auf der Trage lag, Petra S. neben ihm, und der Wagen anfuhr. Er schien all seine Energie zum Atmen zu brauchen. Aber jetzt würde man sich ja bald um ihn kümmern. Jetzt würde alles gut werden. Nur: Als sie in der Klinik ankamen, hatte sich der klinische Zustand des kleinen Jungen nochmals verschlechtert. So sehr, dass die Fachkräfte in der Brandenburger Klinik ihn als Fall für die Kinder-Intensivstation einstuften. Petra S. hatte zunehmend Mühe, ruhig zu bleiben. Sie war übernächtigt, fühlte sich hilflos, hatte Angst um ihren Sohn. Erst recht, als die Brandenburger Kinderklinik ihr mitteilte, dass sie eine Intensiv-Betreuung nicht leisten konnte. Das durfte doch nicht sein, dass ein ernsthaft krankes Kind keine Behandlung bekam! In einem Krankenhaus! Doch es half nichts. Tom musste zurück nach Berlin gebracht werden, diesmal mit Arztbegleitung, in jene Klinik, die ihn zuerst verlegt hatte. Er war nun ein Notfall. Sein Zustand verschlechterte sich rasant. Bereits während des Transportes musste Tom reanimiert werden. In Berlin angekommen, kämpften die Ärzte und Schwestern um sein Leben. Stundenlang. Doch vergeblich. Sie verloren den Kampf, Tom starb.

Später stellte sich heraus, dass es sich nicht um eine Virusinfektion gehandelt hatte, sondern dass eine Streptokokkensepsis die Todesursache war. Das ist eine fulminante, also rasant verlaufende, Blutvergiftung mit einem bakteriellen Erreger. Ein schwer beherrschbarer Krankheitsprozess, der immer die Expertise der Intensivstationen benötigt, egal ob bei einem Kind oder einem Erwachsenen. Eine Sepsis kann in wenigen Stunden zum Tod führen, selbst bei maximaler Betreuung. Wenn keine Betreuungskapazitäten zur Verfügung stehen, wie in Toms Fall, wenn es kein Pflegepersonal und keine Ärzte gibt, die Tag und Nacht dazu befähigt sind zu helfen, dann steigt die Lebensgefahr für die betroffenen Patienten stark an.

Hätte Tom gerettet werden können, wenn ihm die Transporte erspart geblieben wären? Diese Frage lässt sich nicht beantworten. Aber er hätte sicher eine höhere Chance gehabt zu überleben, wenn die erste Kinderklinik gleich ein Bett für ihn gehabt hätte. Speziell der Bereich der Kindergesundheit findet in öffentlichen und politischen Diskussionen noch immer zu wenig Beachtung. Die Gesundheit unserer Kinder ist noch immer nicht wichtig genug, nicht lukrativ genug. Unser aktuelles Gesundheitssystem ist ein Konstrukt, das längst überholt ist. Eines, das auf jahrzehntealten Zahlen und Annahmen basiert. Und eines, das sehenden Auges in Kauf nimmt, dass nach Tom noch weitere Kinder sterben.

Teil 1: Was in der Kindergesundheit schiefläuft

Sag mir, wo die Praxen sind, wo sind sie geblieben?

Montag, 28. November 2022, 7:45 Uhr. Noch eine Viertelstunde, bis meine Praxis öffnet. Meine zwei Medizinischen Fachangestellten und ich trinken einen Schluck Kaffee zum Start in den Tag. Währenddessen machen wir ein bisschen Small Talk und besprechen das eine oder andere Dienstliche. Sieben Stunden werden wir heute geöffnet haben, 23 Termine für Impfungen und Vorsorgen standen im Kalender, die restliche Zeit war für akute Fälle vorgesehen, die bei mir keinen Termin erbitten müssen, sondern einfach kommen und dann nach Dringlichkeit und Wartezeit abgearbeitet werden. Ein normaler Start in einen Tag, von dem wir noch nicht wussten, dass wir ihn nicht so schnell vergessen würden.

Schon seit Oktober rollte eine Infektwelle durch ganz Deutschland. Der Berliner Stadtbezirk Lichtenberg-Hohenschönhausen, wo sich meine Praxis befindet, bildete da keine Ausnahme. Jeden Tag kamen zu uns viele, viele Kinder mit Atemwegsinfekten, über alle Altersklassen hinweg. Die Isolation unter Corona hatte dazu geführt, dass sie ihr Immunsystem nicht mit den üblichen kleinen Infekten hatten trainieren können. Waren im Jahr 2021 noch deutlich weniger Fälle von Grippe und der Atemwegserkrankung RSV aufgetreten als üblich, traf nun vor allem das RS-Virus auf mehr oder weniger abwehrschwächere Kinder und Jugendliche.

Als wir an diesem Montag um 8 Uhr die Praxistür öffneten, füllte sich unser Warteraum rasend schnell. Bald war jeder Sitzplatz besetzt, zwischen den Stühlen und im Flur standen Eltern und Kinder, einige saßen auf dem Boden. Das Ende der Warteschlage reichte bis weit vor die Einlasstür.

Wir sind ein flottes Team. An der Anmeldung wird eine Kurzanamnese gemacht, also knapp abgefragt, welches das Hauptanliegen ist, und dieses im Rechner notiert. So weiß ich, bevor die Eltern mit dem Kind das Sprechzimmer betreten, worum es geht. Im Arztzimmer untersuche ich gezielt, spreche die Befunde laut in den Raum, die Zimmerschwester notiert alles, druckt nebenbei Rezept und Krankenschein auf meine Ansage hin aus. Kurze

Beratung, Tschüss, der Nächste. Dieses Vorgehen hat mir schon einige Ein-Stern-Bewertungen bei Google eingebracht, von »ungeduldig« über »Fließbandarbeit« bis hin zu »Ist der überhaupt ein richtiger Arzt?«. Aber nur so schaffe ich es, dass die Menschen ab Einlesen der Chipkarte im Schnitt lediglich 20 Minuten bei mir im Wartezimmer sitzen, bis sie das Arztzimmer betreten dürfen.

Anders an diesem 28. November: Gegen 10 Uhr bemerkte ich meinen kalten Kaffee, nur ein Schluck fehlte. Wir arbeiteten und sahen kein Ende. Wir schlossen später zur Mittagspause und öffneten früher. Hielten die geplanten Vorsorgen so kurz wie möglich. Behandelten im Drei-Minuten-Takt, um überhaupt eine Chance zu haben, alle Wartenden wenigstens kurz zu sehen. Kein Elternteil beschwerte sich, da jeder der Virenhölle so schnell wie möglich entkommen wollte. Ist das Kind krank, sind die Eltern entweder auf Hochspannung – es sind im Behandlungszimmer schon Stühle geflogen – oder mangels Nachtruhe gänzlich ohne Energie. Wie die meisten, die an diesem Tag bei mir vorstellig wurden. Die Energie ging auch mir und meinen beiden Medizinischen Fachangestellten zunehmend aus. Das Telefon klingelte Sturm, am anderen Ende der immer gleiche Satz: »Mein Kind hat Fieber, Halsschmerzen, atmet so komisch und ist richtig krank ...« Was sollten wir sagen außer: »Ja, kommen Sie vorbei, wenn es schlimm ist, aber hier ist es supervoll.«

Zwar war die Krankheitsgeschichte und deren Verlauf in Abstufungen immer gleich. Aber dies zu nutzen, um die Abläufe zu beschleunigen, wäre riskant gewesen. Denn genau dann läuft man Gefahr, in der Hektik etwas Gravierendes zu übersehen, nach dem Motto: Wenn die 15 Kinder zuvor diesen Befund hatten, wird es beim 16. schon auch so sein. Zwei Kinder hatte ich an diesem Tag bereits einweisen müssen, sie gingen in meine Ausbildungsklinik, da ist der Dienstweg sehr kurz. Die Berliner Kinderkliniken waren zu diesem Zeitpunkt randvoll, es gab kaum noch belegbare Betten. Wenn man ein Kind in eines der Krankenhäuser einweisen wollte, telefonierte man üblicherweise mit der Aufnahme. Dort bekam man die Antwort: »Wir haben aktuell kein freies Bett, aber schon zwei Notaufnahmen. Rufen Sie doch in zwei Stunden noch mal an.« Dieses Trauerspiel erlebte man dann mit der nächsten Klinik gleich wieder. Am Ende schickte man die Eltern mit Kind einfach in die Patientenaufnahme, sollte man sich doch dort weiter kümmern. So kam es, dass schließlich Kinder in andere Bundesländer verlegt wurden.

Langsam wurde es draußen dunkel, und irgendwann hatten wir es geschafft, das Wartezimmer war so leer wie unsere Köpfe: Bei einer Mutter hatte ich komplett vergessen zu fragen, ob sie eine Krankschreibung brauchte, dafür hatte ich mich bei einer anderen gleich zwei- oder dreimal danach erkundigt. Ich fühlte mich wie betrunken.

Kein Wunder, denn zum späten Feierabend sagte der Rechner: 145 Patienten. Zu den geplanten 23 Terminen waren an diesem Montag im November 122 ungeplante Akutfälle gekommen. Ein Rekord. Aber keiner zum Feiern.

Dieser Tag mag nur ein Beispiel sein, ein kleiner Ausschnitt und eine individuelle Erfahrung, die andeutet, dass in den Kinderarztpraxen einiges im Argen liegt. Aber es ist ein Beispiel von vielen – und wenn sich Beispiel auf Beispiel auf Beispiel stapelt, dann handelt es sich irgendwann nicht mehr um eine persönliche Wahrnehmung, sondern um ein flächendeckendes Problem.

Betroffen von langen Wartezeiten und Versorgungsengpässen sind längst nicht mehr nur ländliche Regionen, wo die Versorgungsstrukturen weniger engmaschig sind als in den Städten.

Auch in großen Städten wird es zunehmend schwierig. In Hamburg ist beispielsweise die Versorgungslage so angespannt, dass »zahlreiche Familien inzwischen für ihr Kind keinen Kinderarzt mehr finden können«, wie Dr. Claudia Haupt, Vorsitzende des Berufsverbands der Kinder- und Jugendärzte, berichtet. Eine Kollegin berichtet von Beschimpfungen, Bitten und Betteln oder Weinen der Mütter, die sie mit ihren Kindern abweisen muss. Und davon, dass diese Reaktionen sie und ihre Medizinischen Fachangestellten stark belasten. »Die Bedarfsplanung macht eine flächendeckende Versorgung schwer bis unmöglich«, schimpft Peter Andreas Staub, Vorstandsmitglied der Kassenärztlichen Vereinigung Rheinland-Pfalz. Denn wo Kinderärzte genau arbeiten dürfen und wie viele es in einem Gebiet sein sollen, dafür gibt es eine Bedarfsplanungsrichtlinie.

Sie wurde 1993 eingeführt. Damals hatten wir eine Ärzteschwemme, das heißt, es gab mehr Bewerber als Stellen im medizinischen Bereich – obwohl es in den 90ern insgesamt weniger Ärzte gab als heute. Verrückt, oder?

Die Krankenkassen hatten damals Angst, dass es zu viele niedergelassene Ärzte geben würden, die zu viele Patienten behandeln. Sie fürchteten, dass die Ärzte zu viel Leistung erbringen und abrechnen würden. Ihre Klagen fanden beim damaligen Gesundheitsminister Horst Seehofer Gehör: Er brachte die Bedarfsplanung auf den Weg.

Diese Richtlinie sollte dabei helfen, die medizinische Versorgung besser zu steuern. Sie sollte also dafür sorgen, dass es in Deutschland genügend Praxen gibt, um allen Menschen, allen Kindern, die krank werden, zu helfen. Wobei genügend bedeutet: weder zu wenige noch zu viele. Denn die Krankenkassen müssen ja die abgerechneten Leistungen jeder Praxis bezahlen – und da ihr finanzielles Budget begrenzt ist, sind sie natürlich darauf bedacht, möglichst nur so viel auszugeben wie unbedingt nötig. Wenn man ehrlich ist, muss man sagen, dass die Bedarfsplanung nicht der Planung und Sicherstellung der Versorgung dient, sondern dazu, die Ausgaben der Krankenkassen zu kontrollieren und zu begrenzen. Das erkläre ich weiter hinten im Buch noch einmal genauer.

Wie groß der Bedarf an ambulanten Fachärzten in einem bestimmten Gebiet ist, regelt der Gemeinsame Bundesausschuss. Dort überlegt man sich, wie viele Menschen auf einen Hausarzt kommen sollten, wie viele Frauen auf einen Gynäkologen und eben auch wie viele Kinder auf einen Kinder- und Jugendarzt. Daraus errechnet man dann den Bedarf. Pi mal Daumen. So unglaublich das klingt: Es gibt meines Wissens keinen belastbaren Schlüssel für die Berechnung.

Vielmehr ist es wie bei einer Geburtstagsparty: Da überlegt man sich auch, wie viele Männer kommen, wie viele Frauen, wer wie viel Bier, Wein oder Limo trinkt, und überschlägt dann grob, wie viel man einkaufen muss. Wer schon einmal eine Party geplant hat, der weiß: Solche Schätzungen sind in den seltensten Fällen zutreffend. Und meiner Erfahrung nach ist es mit der Bedarfsplanung ganz genauso.

Die Planer legen also eine Maßzahl fest, wie viele Kinder und Jugendliche ein Arzt mit einer 40-Stunden-Woche betreuen können müsste. Im April 2023 lag diese Maßzahl in Berlin zum Beispiel bei circa 2043 Kindern und Jugendlichen bis zu einem Alter von 18 Jahren. Dann fragen die Planer beim jeweiligen Landeseinwohneramt, wie viele Kinder und Jugendliche es dort gibt, und teilen diese Zahl durch die Maßzahl. Das Ergebnis ist die Anzahl an benötigten Kinderärzten. Wenn die entsprechende Region oder Stadt an dieses Ergebnis zu 75 bis 100 Prozent herankommt, gilt sie als ausreichend versorgt. Eine Verhältniszahl, die man auch hätte auswürfeln können. Sie spiegelt in keinem Fall die Mehrarbeit in den Praxen infolge einer wachsenden Zahl von Vorsorgeuntersuchungen, einem erhöhten Impfbedarf oder deutlich mehr Vorstellungen von Kindern im jeweiligen Quartal wider.

Doch wird die Verhältniszahl festgestellt, werden keine neuen Planstellen vergeben – und zwar unabhängig davon, ob sich in der Realität die kleinen Patienten in den Wartezimmern gegenseitig auf die Füße treten oder nicht.

Neue Sitze kommen nur hinzu, wenn die Anzahl der Kinder und Jugendlichen in einer Region gestiegen ist, sei es durch einen Anstieg der Geburten oder Zuzug von Migranten oder Kriegsflüchtlingen wie aktuell aus der Ukraine.

Ich habe regelmäßig Fälle, in denen mich verzweifelte Eltern aus anderen Berliner Bezirken anrufen, weil sie dort keinen Kinderarzt mit freien Kapazitäten mehr finden.

Erklären Sie einmal einem Vater, der anruft und sagt: »Mein Kind ist krank und wir werden nicht aus der Klinik entlassen, wenn wir keinen Kinderarzt haben«, dass er leider im falschen Postleitzahlenbereich wohnt. Der Vater wird die Welt nicht mehr verstehen. Irgendwer muss doch bereit sein, das Kind zu betreuen. »Haben die Ärzte nicht irgendwann einen Eid darauf geschworen?«, wird der Vater denken. NEIN, das haben wir nicht. Aber ja, ich erkenne auch den Notstand. Dennoch muss ich bei der Aufnahme neuer Patienten auch an den Winter denken. Dann nämlich wird sich die Menge an akuten Fällen wieder drastisch erhöhen. Nehme ich im Sommer großzügig neue Kinder an, die nicht direkt in meinem Praxisumfeld wohnen, werden meine Kapazitäten und die meines Teams mit hoher Wahrscheinlichkeit im Winter nicht ausreichen, um den dann drohenden Ansturm zu bewältigen. Die Gefahr, dass alles implodiert und ich Menschen entweder wegschicken oder aber rund um die Uhr arbeiten muss, ist extrem hoch.

Wer sich die Mühe macht, in die Statistiken zu schauen, der mag argumentieren, dass die Anzahl an Kinderärzten in Kliniken und Praxen in Deutschland seit 2011 um mehr als 25 Prozent gestiegen ist. Selbst wenn seitdem die Geburtenzahlen ebenfalls zugenommen haben, müsste es doch dicke reichen, oder? In der Theorie schon. Tatsächlich sieht es aber so aus, dass sich die Arbeitsvoraussetzungen für Kinder- und Jugendärzte in den vergangenen Jahren und Jahrzehnten so verändert haben, dass Strukturen und

Annahmen, die vielleicht in den 90ern noch richtig waren, heute überholt und veraltet sind - und zwar derart, dass selbst eine größere Zahl von Kinderärzten die gestiegenen Anforderungen kaum mehr bewältigen kann. Ein wesentlicher Grund dafür sind Teilzeitarbeitsverhältnisse. In Kinderkliniken sind heute viele der jungen Kollegen nicht in Vollzeit beschäftigt - auch bereits in der Weiterbildung. Das erhöht deren Dauer um 20 bis 25 Prozent.

In den Kinderarztpraxen sind heute über 30 Prozent der Kollegen in Angestellten- und vor allem Teilzeitverhältnissen. Darüber hinaus sind in den Medizinischen Versorgungszentren (MVZ), in denen mehrere ambulant tätige Ärzte kooperativ arbeiten, fast ausschließlich angestellte Kollegen zu finden. Und ein angestellter Arzt arbeitet im Rahmen seiner vertraglich festgelegten Stunden, die sich nicht zwingend an der Warteschlange der Praxis orientieren.

Zudem gab es vor 20 oder 30 Jahren weder Corona noch die damit einhergehenden Lockdowns und folglich auch nicht das Problem, dass nach einer solch langen Isolation die Kinder öfter und heftiger krank werden. Die Atemwegsinfekte grassieren gerade im Herbst und Winter heftiger als vor Covid-19, und die kleinen Patienten kommen entsprechend öfter in die Praxen. Darüber hinaus nimmt die Anzahl an chronischen Erkrankungen unter Kindern, vor allem an Allergien, seit Jahren zu. Es sind zudem mehr Vorsorgeuntersuchungen vorgeschrieben:

Statt sieben, wie es bei deren Einführung 1971 der Fall war, sind es nun 14. Also doppelt so viele.

Beides bedeutet einen höheren Betreuungsaufwand für die Kinderärzte. Sie haben mehr Arbeit, die sie in der gleichen oder weniger Zeit schaffen müssen. Arbeit, die sich in den seltensten Fällen planen lässt. Denn abgesehen von Impfungen und Vorsorgeuntersuchungen müssen Kinder und Jugendliche nicht geplant versorgt werden, sondern akut. Sie kommen in die Praxis und müssen flexibel in den Ablauf integriert werden. Kinder zu behandeln erfordert zudem mehr Zeit und Personal. Haben Sie schon einmal versucht, einem Dreijährigen, der das nicht möchte, Hustensaft zu geben? Oder dem strampelnden Kind ein Fieberzäpfchen? Und jetzt stellen Sie sich das mit einer Spritze zum Blutabnehmen vor. Da reicht kein gutes Zureden, kein Erklären. Da braucht es einen Arzt, der das Blut abnimmt, und einen oder zwei Helfer, die das Kind ruhig halten. Man braucht diese Helfer, da die Eltern in der Regel nicht die Routine haben, Weinen, Strampeln und Trösten parallel zu meistern.

Trotz der knappen Zeit versuchen meine Arztkollegen ebenso wie ich, jeden, der zu uns kommt, auch dranzunehmen.

Aber nicht jeder, inklusive mir selbst, kann und möchte dauerhaft 50-Stunden-Wochen schieben – ganz abgesehen davon, dass sich auch damit der Versorgungsbedarf nicht decken lassen würde.

Drastisch vergrößern könnte sich die Betreuungslücke durch eine Ruhestandslawine: Der Bundesverband der Kinder- und Jugendärzte (BVKJ) geht davon aus, dass circa 300 bis 400 der Kinder- und Jugendärzte pro Jahr aus dem Berufsleben ausscheiden. Neue Fachärzte kommen aber nun 600 bis 650 pro Jahr hinzu. Diese arbeiten nicht unbedingt niedergelassen beziehungsweise ambulant. Sie können auch in der Klinik bleiben, in Sozialpädiatrischen Zentren tätig werden oder beim Kinder- und Jugendgesundheitsdienst. Der wachsende Bedarf wird so ganz sicher nicht gedeckt.

Auch das Zentralinstitut für die kassenärztliche Versorgung (Zi) warnt vor einer »enormen Welle« zu erwartender Ruhestandseintritte in den nächsten fünf bis sieben Jahren. Bei den 11 500 Mitgliedern des Berufsverbandes BVKJ (Stand März 2023) lag das Durchschnittsalter der Kinderärztinnen bei 55,4 Jahren, jenes der Kinderärzte bei 60,1 Jahren. Bereits heute seien mehr als ein Fünftel der Vertragsärzte älter als 60 Jahre.

Auch durch den Trend zur Anstellung und zu Teilzeitmodellen verringert sich die Versorgungsleistung pro Arzt. Jungen Kollegen wird es zunehmend wichtiger, Arbeit und Familie vereinen zu können. Die Gewissheit, als niedergelassener Arzt standardmäßig Mehrstunden leisten zu müssen, trifft auf eine sinkende Bereitschaft, genau das zu tun. Sei es aus familiären Gründen oder weil ärztliche Leistungen nicht mehr voll vergütet werden, wenn der Honorartopf der Krankenkassen ausgeschöpft ist. Zwischen den Jahren 2009 und 2022 kletterte der Anteil der in Teilzeit Angestellten von 11 786 auf 55 572, also ein Anstieg um fast 500 Prozent. Aber auch bei den freiberuflichen Kollegen wächst der Trend zur Arbeit im verringerten Umfang. 2009 arbeiteten 1228 niedergelassene selbstständige Vertragsärzte sowie Psychotherapeuten auf einem halben Sitz, 2018 waren es dann schon 20 177 Kollegen.

Das bedeutet: Auch wenn freie Stellen mit angestellten Kollegen nachbesetzt werden, ist die gleiche Versorgungsleistung für Patienten nicht unbedingt gewährleistet. Arbeitet der Kollege Teilzeit, bleibt die Anzahl der geleisteten Stunden schließlich nicht gleich.

Selbst diejenigen, die Vollzeit arbeiten, möchten dies zunehmend weniger in der eigenen Praxis tun. Der Anteil an Kinderärzten, die sich in Praxen anstellen ließen, stieg in den vergangenen Jahren zum Beispiel in Berlin auf 31 Prozent. Verständlich, bedeutet eine Anstellung doch fixes Gehalt, eine feste Anzahl an Urlaubstagen und (theoretisch) eine bestimmte Wochenarbeitszeit. Sie bedeutet aber auch: verwaiste Praxissitze und Familien, die entweder gar keinen Kinderarzt im näheren Umkreis finden oder ewig auf Termin und Behandlung warten müssen, um dann in wenigen Minuten durchgeschleust zu werden.

159,5 Kinder- und Jugendarztsitze waren laut Kassenärztlicher Bundesvereinigung (KBV) Ende 2022 in Deutschland aktuell nicht besetzt – und angesichts des Teilzeit- und Anstellungs-Trends könnten es künftig noch mehr werden. In ländlichen Gebieten haben bereits heute viele niedergelassene Ärzte Schwierigkeiten, eine Nachfolge zu finden.

Ein selbstständiger Kollege fasste es kürzlich drastisch zusammen: »Bei der aktuellen Diskussion der Überalterung der Ärzteschaft wird immer davon ausgegangen, dass die jüngeren Ärzte das marode System weiterführen werden, auch wenn auf die ausgeschiedenen Ärzte keine Nachfolger mehr kommen sollten. Ich gehöre zu diesen ›Jungen‹. Wenn in fünf bis zehn Jahren 40 Prozent der jetzt Älteren wegfallen, werde ich zu den dann Älteren zählen – und soll das System unter noch mehr Stress und widrigen Rahmenbedingungen erhalten. Warum eigentlich? Meine Kinder sind dann aus dem Haus, Darlehen sind abbezahlt und es gibt durchaus viele alternative Angebote auf dem Arbeitsmarkt für Ärzte in Deutschland und im Ausland.«

Was also tun? So wie ich es sehe, muss der Gesetzgeber Rahmenbedingungen schaffen, um Niederlassung zu fördern und Ärzte durch mehr Gestaltungsspielräume oder konsequente Entlastung von Verwaltungsaufgaben zu motivieren. Es muss zum Beispiel Anreize dafür geben, in ländlichen Regionen zu arbeiten, die über die Landarztquote hinausgehen. Dabei handelt es sich um eine Art Versprechen vom Staat an junge Menschen, ihnen einen Studienplatz in Humanmedizin zu geben, wenn sie sich im Gegenzug verpflichten, mindestens ein Jahrzehnt lang auf dem Land zu praktizieren.

Statt mit Daumenschrauben (Mehr-)Leistung zu erzwingen, müssen Kommunen, Hochschulen, Kliniken und Praxen zusammenarbeiten. Sie müssen früh Perspektiven aufzeigen, warum es sich für einen jungen Menschen lohnt, die quirlige (Studien-)Stadt zu verlassen. Sie müssen Strukturen schaffen, die den bürokratischen Aufwand für Kinder- und Jugendärzte verringert, damit sie sich auf ihren eigentlichen Job konzentrieren können.

Vor allem aber muss es echtes Geld für echte Arbeit geben. Es kann nicht sein, dass ein Arzt auf dem Land 100 Kinder und Jugendliche pro Tag sehen muss, die es da vielleicht gar nicht gibt, damit sich seine Tätigkeit lohnt. »Pro-Kopf-Pauschale« der Krankenkassen sei Dank. Und es kann umgekehrt erst recht nicht sein, dass die gleiche Leistung weniger wert wird, wenn mehr Ärzte sie abrechnen. Nur weil sonst das dafür vorgesehene Kassen-Budget nicht reicht. Ein fixer Honorartopf, der

Mehrleistung nicht entlohnt – nicht entlohnen kann –, ist ein Unding. Überall auf der Welt ist es üblich, dass mehr Leistung auch mehr Geld einbringt. Nicht so bei den Arztpraxen Deutschlands. Wer hier mehr arbeitet, bekommt am Ende weniger. Denn wer über die Budgetgrenzen hinaus leistet, wird abgestaffelt bezahlt. Er bekommt also weniger Geld für die gleiche Leistung.

Hier haben wir Kinderärzte allerdings die erste Verbesserung erfahren. Seit dem 1.4.2023 sind alle Kinderarztpraxen im Land entbudgetiert, das heißt, sie bekommen die Betreuung und Behandlung jedes Patienten bezahlt. Staffelquoten in der Bezahlung wurden abgeschafft. Wir Kinderärzte können uns freuen, politisch muss aber für alle Fachgruppen eine Entbudgetierung erfolgen.

Eine »ganz richtige« Entbudgetierung ist es dann allerdings doch nicht. Es gibt Tätigkeiten, die einfach in der Quartalspauschale versenkt worden sind, obwohl der Aufwand hoch ist. Für manche Leistungen gibt es auch gar keine Abrechnungsziffer – und damit keine Möglichkeit, bei den Krankenkassen ein Honorar dafür einzufordern. Fürs Fädenziehen nach einer Krankenhausoperation zum Beispiel. Das kann poststationär in der Klinik erfolgen und wird dort auch bezahlt. Die Krankenhäuser sind aber ebenfalls überlastet und froh, wenn sie solche Aufgaben weiterschieben können.

Glauben Sie nicht? So geschehen an einem Montagmorgen im August. Da kam Ludmilla mit ihrem Vater in meine Praxis. Ein 13-jähriges Mädchen, deutlich in der Intelligenz gemindert. Sie war vor Kurzem wegen einer Seitabweichung der Wirbelsäule, einer sogenannten Skoliose, operiert worden. Der Schnitt zog sich über den gesamten Rücken, 51 Stiche zählte ich. Die Kollegen in der Berliner Charité hatten dem Vater großzügig versichert, dass ich, der Kinderarzt, das Fädenziehen übernehmen könne: »Sie brauchen dafür nicht extra noch mal in die Klinik zu kommen, das macht Ihr Kinderarzt gleich vor Ort.«

Und da saßen wir nun: der Vater nervös, Ludmilla ängstlich, ich ohne tiefere Kenntnis von dem Fall – abgesehen von dem für mich etwas uneindeutigen Arztbrief, den das Krankenhaus den beiden mitgegeben hatte. Weinend klammerte sich das Mädchen an seine Puppe und weigerte sich, sich auf die Untersuchungsliege zu legen. Alle Tricks scheiterten. Schließlich brachten wir Ludmilla zumindest dazu, sich auf einen Hocker zu setzen und ihre Arme samt Puppe auf der Liege abzulegen. Meine Medizinische Fachangestellte ließ sie nicht in ihre Nähe. Also tat der Vater sein Bestes, um seine Tochter zu trösten und sie einigermaßen stillzuhalten. Dennoch mussten wir immer wieder Pausen machen und das aufgeregte Mädchen beruhigen. Ganze 47 Minuten dauerte es, bis der Faden aus den 102 Löchern gezogen war. In dieser Zeit hätte ich bei meiner »normalen« Taktung um die 15 Kinder behandeln können – und müssen. Doch die saßen nun seit 47 Minuten in meinem Wartezimmer, ohne dass sich irgendetwas getan hätte. Niemand wurde aufgerufen. Bei den Eltern machte sich zunehmend Ungeduld breit, es gab erste Nachfragen am Empfang, was denn da los sei. Neben einem Zeitproblem bekomme ich für solche Tätigkeiten nicht viel. Die Krankenkasse zahlt dafür lediglich die Quartalspauschale, eine Art Grundgebühr pro Patient: 16,32 Euro für Kinder in Ludmillas Alter.

Dass das Mist ist, hat mittlerweile auch die Bundesregierung gemerkt. Die bereits erwähnte Entbudgetierung für Kinder- und Jugendärzte, die Bundesgesundheitsminister Karl Lauterbach umgesetzt hat, ist ein erster Schritt in die richtige Richtung. Doch gleichzeitig ist der Plan auch wieder ein typisches Beispiel für die deutsche Bürokratie. Einer Disziplin, in der wir bekanntlich Weltmeister sind.

Angedacht ist nämlich leider nicht, dass alle erbrachten Leistungen automatisch voll bezahlt werden. Vielmehr sollen die 16 Kassenärztlichen Vereinigungen für alle Kinder- und Jugendarztpraxen in jedem Quartal ermitteln, welche Leistungen oder welchen Anteil ihrer Leistungen die gesetzlichen Krankenkassen noch nicht vergütet haben. Dann wird ein Antrag auf Nachzahlung bei der Kasse gestellt. Einfach wäre anders.

Was wir brauchen, ist eine echte Reform. Sonst fällt uns das Paket gescheiterter Reförmchen eher früher als später auf die Füße. Die Leidtragenden werden die Kinder sein.

Notaufnahme: Entscheiden Sie sich jetzt

Auch mir stand die Selbstständigkeit einmal bis obenhin. Es war der 2. Dezember 2022. Meine Praxis war geschlossen. Bewusst. Meine Mitarbeiterinnen waren angesichts des nicht enden wollenden Stroms kleiner Patienten sichtbar überlastet. Seit Wochen taten wir unser Bestes, um der Infektwelle Herr zu werden, verschoben – wenn möglich – planbare Untersuchungen, hingen nonstop am Telefon, schleusten Kind um Kind um Kind durch die Praxis. Aber das war auf Dauer nicht zu stemmen. Zumindest nicht, wenn es zum Jahreswechsel für uns nicht Burn-out statt Feuerwerk heißen sollte. Mein Kassen-Budget hatte ich am 2.12.2023 erreicht, das heißt, ich arbeitete ab diesem Tag mehr oder weniger umsonst. Solche Patientenzahlen waren im Honorartopf der Krankenkassen nicht vorgesehen. Und für unsere Praxiskapazitäten eigentlich auch nicht. Retrospektiv wurden an alle Kinderärzte im 4. Quartal 2022 nur 80 Prozent der erbrachten und abgerechneten Leistung bezahlt. In Kenntnis der Behandlungszahlen meiner Praxis hatte ich im Vorfeld beschlossen, meine Mitarbeiterinnen vorzeitig in die Weihnachtspause zu schicken. Es sollte auch ein Zeichen sein, in Richtung Karl Lauterbach, in Richtung Gesundheitsministerium, dass es so nicht weitergehen kann. Dass wir so nicht weitermachen können. Im 1. Quartal 2023 war das Budget schon am 28.2. erreicht, auch da schloss ich die Praxis wieder ab und nannte das »end of pay day«, also: die Arbeit bis zur Bezahlgrenze. Warum auch nicht? In anderen Bereichen ist das ja auch so. Wenn zum Beispiel das Datenvolumen meines Handyvertrages aufgebraucht ist, ist mit Telefonieren, Nachrichtenschreiben und Surfen auch sofort Schluss.

Allerdings mache ich meinen Job grundsätzlich gern – und auch meine Frau signalisierte mir bald, dass sie mich nicht den ganzen Tag zu Hause brauchen konnte. Deshalb marschierte ich nach einer kurzen Verschnaufpause in meine ehemalige Ausbildungsklinik, die Kinderklinik im SANA-Klinikum in Berlin-Lichtenberg, und meldete mich freiwillig zum Dienst in der dortigen Notaufnahme. Ich wusste, dass dort im Herbst und Winter Hochbetrieb herrschte und jede helfende Hand willkommen war. Ich kannte Schlagzeilen wie »Notfall Kinderklinik – wenn kein

Bett frei ist« oder »Notaufnahme im Kinderkrankenhaus überlastet - lange Wartezeiten«. Die Realität vor Ort übertraf aber dann doch meine Erwartungen.

Am Mittwoch um 10 Uhr begann mein Dienst. Ich sollte zwei Ärzte und vier Medizinische Fachangestellte unterstützen - und wusste schon vor dem ersten Patienten, dass das rein zahlenmäßig niemals aufgehen würde.

In der Rettungsstelle hatten fünf Kinder mit ihren Müttern die Nacht verbracht, da die Kinder zu krank waren, um nach Hause zu gehen, aber auch kein Klinikbett zur Verfügung stand. Doch eine 60 Zentimeter breite Untersuchungsliege ist kein Himmelbett, der Hocker für die Mutter kein gemütlicher Sessel.

Der neonbeleuchtete Wartebereich war bereits am Morgen zum Bersten voll. Alle Plastikstühle waren besetzt. Auf den Gängen Menschen mit Kindern auf dem Arm und Rettungsliegen mit Kindern drauf. Der Geräuschpegel war enorm. Stimmengewirr, Niesen, Husten, Weinen. Für jedes kranke Kind, das in eines der Sprechzimmer gerufen wurde, kamen zwei neue an: teils per Krankentransport, teils mit ihren Eltern im Pkw oder mit den öffentlichen Verkehrsmitteln. Schon zu Arbeitsbeginn gab es kein freies Kinderklinikbett mehr. Nicht nur bei uns, sondern in ganz Berlin nicht. Mir brach kurz der Schweiß aus. Wohin mit den Kindern, die stationär behandelt werden müssen?

Die Kollegen telefonierten sich die Ohren heiß, versuchten, Kinder nach Brandenburg zu verlegen, nach Frankfurt (Oder), nach Rüdersdorf, nach Bernau, nach Eberswalde, nach Potsdam. Acht kleine Patienten sollten es während meiner sieben Stunden Dienst werden, die wir auf jeden Fall ins Krankenhaus einweisen wollten. Für sie mussten wir ein Bett suchen, während sie auf Rettungsliegen im Flur warteten und immer neue kranke Kinder ankamen. Kinder mit RS-Viren, Atemproblemen, Bronchitis, Grippesymptomen. 47 von ihnen habe allein ich an diesem Mittwoch gesehen. Kinder, die meine Kollegen im Krankenhaus hätten mitbetreuen müssen, wäre ich nicht da gewesen. Zusätzlich zu denen, die sie auch jetzt noch, mit meiner Unterstützung, hatten durchschleusen müssen. Und durchschleusen war es, was wir taten: nächster, nächster, nächster. Dennoch war das Patientenaufkommen so hoch, dass die Wartezeit sechs bis zehn Stunden betrug. Viele Eltern waren zuvor schon beim Kinderarzt gewesen, hatten dort gewartet und waren dann entweder überwiesen worden oder hatten genervt und besorgt beschlossen, auf eigene Faust in die Notaufnahme zu fahren. Weil es da doch schnell gehen müsste. Richtig? Die Eltern wollten ernst genommen werden in ihrer Sorge und nicht nach einem kurzen Blick auf das Kind hören, dass »geringer Behandlungsbedarf« bestehe und man warten müsse.

Ich konnte verstehen, dass die Emotionen bei manchen kurz hochkochten. Aber das änderte nichts daran, dass wir nur ein Kind nach dem anderen drannehmen konnten. Und weil fortlaufend Kinder mit schlimmen Krankheitssymptomen ankamen, mit Herzrasen, Atemproblemen, hohem Fieber, mussten andere, denen es etwas besser ging, zurückstehen und warten.

Der Dienst in der Rettungsstelle war frustrierend, der Verantwortungsdruck war enorm. Wie sicher lässt sich in wenigen Minuten sagen, ob eine Einschätzung wirklich die richtige ist? Egal wie viel Erfahrung meine Kollegen dort hatten, wie viel ich selbst. Egal wie viele Jahre wir den Job schon machten. Das Risiko sitzt immer mit im Behandlungszimmer. Umso mehr, wenn es Schlag auf Schlag auf Schlag geht. Wenn die Konzentration langsam nachlässt, aber noch 20 Kinder auf Hilfe warten.

Ein guter Teil des Problems ist hausgemacht. Während ich in der Praxis selbst untersuche, die Befunde laut ansage und die Medizinische Fachangestellte am Computer mitschreibt, macht dies der Arzt in der Rettungsstelle alles selbst. Hat er aber eine Minute lang nichts geschrieben, weil er mit jemandem spricht oder untersucht, geht der Computer in den Ruhezustand. Dreimal ist dann ein Passwort einzugeben, damit man wieder arbeiten kann. Grund dafür ist der Datenschutz, es könnte ja jemand auf den Bildschirm schauen, der das nicht darf. In der Rettungsstelle war ich bei gleicher Arbeit also nur halb so effektiv, wie ich es in meiner Praxis bin.

Am Ende ihres Dienstes haben die zwei Klinikkollegen eine Überlastungsanzeige geschrieben. Um sich juristisch abzusichern, falls ihnen im Lauf des Tages Fehler passiert waren. Das sollten sie nicht tun müssen. Beide Kollegen haben im letzten Jahr gekündigt, weil sie diese Arbeitsbedingungen nicht mehr verantworten konnten.

Niemand möchte sein krankes Kind zu jemandem bringen, der von vornherein einkalkulieren muss, etwas falsch zu machen.

Sicherheitshalber gar nichts zu tun ist ebenso wenig eine Alternative, wie zu versuchen, jedes Kind irgendwo im Umkreis von 500 Kilometern unterzubringen. Nach dem Motto: Hauptsache ein Bett. Wer in der Rettungsstelle arbeitet, muss Entscheidungen treffen. Schwere Entscheidungen. Und irgendwann wird eine davon falsch sein.

Bei einigen Kindern, die ich an diesem Mittwoch im Dezember gesehen habe, wäre es gut gewesen, sie sicherheitshalber stationär aufzunehmen. Sie beobachten zu lassen. Aber da waren eben auch Kinder, denen es noch schlechter ging und die dringender auf die (Intensiv-) Station mussten. Deshalb schickte ich »nicht so kranke«

Kinder wieder nach Hause oder zum Kinderarzt. Und meine Kollegen machten es genauso. Ist dieser Zustand tragbar? Sicherlich nicht.

Sinnvoll und wünschenswert wäre es, dass jedes schwer kranke Kind, das in eine Notaufnahme kommt, nach ein paar Minuten Wartezeit, spätestens vielleicht nach einer halben Stunde, untersucht und behandelt wird. Oder dass Kinder mit offensichtlichen Banalitäten auch weggeschickt werden können und dann vom niedergelassenen Kinderarzt in den kommenden Tagen behandelt werden.

Doch in den Notaufnahmen des Landes, dort, wo es naturgemäß eh schon brennt, löscht die Bundesregierung nicht. Sie gießt zusätzlich Öl ins Feuer. Lange schon. »Was wir gerade erleben, ist das Ergebnis des jahrzehntelangen Zu-Tode-Sparens der Kindermedizin«, schimpft Prof. Dr. Florian Hoffmann, Präsident der Deutschen Interdisziplinären Vereinigung für Intensiv- und Notfallmedizin (DIVI).

Denn auch wenn dort Menschen geholfen wird: Krankenhäuser, auch Kinderkrankenhäuser, sind keine Hilfsorganisationen. Sie finanzieren sich nicht über Spenden. Sie müssen so arbeiten, dass die Gelder, die sie vom jeweiligen Bundesland und den Krankenkassen bekommen, die Kosten decken. Sie müssen rentabel sein.

So wie jedes andere Unternehmen auch. Nur dass es hier nicht um Autoteile oder Gartenstühle geht, sondern um Menschenleben. Da das Personal den größten Kostenfaktor darstellt, setzen die Kliniken den Rotstift notgedrungen als Erstes dort an. Damit schaden sie aber sich und den kleinen Patienten.

Denn die Personalausstattung ist der Schlüssel zur Anzahl der Betten. Und wie viele Betten genutzt werden können, ist wiederum entscheidend dafür, wie viele Kinder aufgenommen werden können. Einfach mehr Betten aufzustellen, wenn der Bedarf steigt, geht nicht. Das verbieten die sogenannten Pflegeuntergrenzen. Die legen fest, wie viele Betten eine Fachkraft maximal betreuen darf. Für die Allgemeine Pädiatrie gilt seit dem 1. Januar 2022 beispielsweise, dass in der Tagschicht eine Pflegekraft maximal sechs Patienten betreuen darf, in der Nachtschicht sind es zehn. Für die pädiatrische Intensivmedizin sind seit dem 1. Februar 2021 in der Tagschicht zwei Patienten pro Pflegekraft festgelegt, in der Nachtschicht drei. Eigentlich hatte sich der Gesetzgeber diese Begrenzung überlegt, um die Pflegekräfte zu entlasten. Die Idee ist aber ordentlich nach hinten losgegangen. Zumindest was die Versorgungskapazitäten für die kleinen Patienten angeht.

Denn die Einführung der Pflegeuntergrenzen führte dazu, dass, wenn durch Kündigungen, Schwangerschaft,

Urlaub oder Krankheit nicht mehr ausreichend Pflegepersonal zur Verfügung steht, eine sogenannte Bettensperrung erfolgt. Das heißt, dass auf der sonst 30 Betten führenden Station mit fünf Pflegekräften im Frühdienst dann mal eben nur 24 Betten mit vier oder 18 Betten mit drei Pflegekräften genutzt werden dürfen. Das muss man sich mal vorstellen: Die Betten stehen da, aber es dürfen keine Kinder darin liegen, weil eine Regelung besagt, dass es niemanden gibt, der sich um sie kümmern kann. Ob die Pflegekräfte das selbst auch so sehen, spielt erst mal keine Rolle.

Die Bettensperrung führt zu einem medizinischen und moralischen Dilemma. Zum Beispiel eben genau dann, wenn in der Patientenaufnahme drei oder vier kranke Kinder warten, jedoch nur zwei freie Betten zur Verfügung stehen. Weder die Eltern noch der behandelnde Kinderarzt können sicher sein, dass ein krankes Kind tatsächlich stationär aufgenommen wird. Fehlt Personal, werden Betten geblockt. Dabei ist es egal, aus welchem Grund das Kind ins Krankenhaus soll. Entscheidend ist die Bettensituation und, falls nicht genügend frei sind, die medizinische Einschätzung der aufnehmenden Kollegen.

Diese auferlegte Begrenzung führt zu einer extrem angespannten Situation: Schon 2019 klagte das Dr. von Haunersche Kinderspital in München, dass es über das Jahr gerechnet zu rund »30 Prozent der Zeit voll belegt und nicht aufnahmefähig« sei. Auch im Rheinland seien phasenweise »alle Betten komplett voll«, so Jörg Dötsch, Präsident der Deutschen Gesellschaft für Kinder- und Jugendmedizin und Direktor der Kinderklinik im Universitätskrankenhaus Köln.

Im Herbst und Winter, traditionell die Jahreszeit, in der es in den Notaufnahmen der Kinderkliniken dank Grippe und Co. seit jeher hoch hergeht, verschärfen nun zusätzlich Corona und Atemwegsinfektionen wie RSV die Situation beträchtlich. Denn nicht nur mehr Kinder werden krank, sondern auch mehr Pflegekräfte. Und wenn mehr kranke Kinder auf weniger belegbare Betten treffen, heißt es zwangsläufig: »Triagieren und für sich selbst entscheiden: Wo brennt es am hellsten«, bringt es der Düsseldorfer Kinderarzt Florian Babor auf den Punkt.

Triage – das bedeutet, dass der Arzt bestimmen muss, welche der wartenden Kinder krank genug sind, um aufgenommen zu werden, und welche nicht. Eine Zumutung. Für die Kollegen ist es eine Entscheidung, die kein Mensch fundiert treffen kann. Aber auch für die Eltern. Zur Angst um das Kind kommt die Angst, beim Auswürfeln der Krankenhausbetten leer auszugehen. Nichts anderes ist meiner Meinung nach das, was in den Notaufnahmen viel zu oft geschehen muss. Es kann nicht sein, dass eine Klinik für Kinder und Jugendliche wie die am Klinikum Fürth wegen »zunehmender und nicht mehr überbrückbarer Personalengpässe die Notfallversorgung zwischen 24 und 6 Uhr morgens einstellen« und Eltern bitten muss, sich in dieser Zeit direkt an die Zentrale Notaufnahme des Klinikums zu wenden. Den Eltern der kleinen Frieda wurde laut *Münchner Merkur* in einer Klinik sogar vorgeschlagen, ihr eigenes Beatmungsgerät zu holen, das das Kind aufgrund eines angeborenen Defekts auch zu Hause benötigt. Damit könnten sie dann das fiebernde, schwer atmende Mädchen auf der Normalstation allein betreuen. Denn auf der Kinderintensivstation seien weder Betten noch Geräte frei.

In meinen ersten Jahren als niedergelassener Kinder- und Jugendarzt war das noch etwas anders. Wenn da die kleine Lea mit ihrer Mutter zu mir kam, weil sie vom Klettergerüst gefallen war und sich danach übergeben hatte, konnte ich flugs in meiner Lieblingsklinik anrufen und ankündigen, dass ich gleich ein Mädel mit Verdacht auf Gehirnerschütterung vorbeischicken würde. »Alles klar, danke für die Info.«

Doch die Zeiten sind längst vorbei, in denen ambulante Arztpraxen bei einer akuten Einweisung mal eben das Kind ankündigen und die wichtigsten Informationen durchgeben können. Telefonisch einen Termin oder ein Bett besorgen? Schwierig. Versucht man es trotzdem, hört man in der Rettungsstelle und der Patientenaufnahme sehr wahrscheinlich, dass alles schon belegt sei und man noch nicht wisse, wann wieder freie Betten zur Verfügung stünden: »Rufen Sie doch vielleicht in zwei Stunden nochmals an. Danke. Auf Wiederhören.«

In den vergangenen zehn Jahren sind in Deutschland insgesamt gut 1100 Krankenhausbetten in speziellen Kinderfachabteilungen abgebaut worden – ein Rückgang von 4 Prozent und der niedrigste Stand in den vergangenen zehn Jahren, meldet das Statistische Bundesamt im Oktober 2023. Dabei wurden sogar 900 neue Betten in erweiterten Abteilungen der Kinder- und Jugendpsychiatrie mit verrechnet. In der Lebensrealität »Kinderklink Deutschland« fehlen also 2000 Kinderbetten.

In Berlin nehmen in den Infektions-Hochphasen einige Kliniken nur noch Kinder auf, denen es »schlecht genug« geht. Alle anderen werden nach Hause geschickt – oder in Krankenhäuser nach Brandenburg. Doch da hinzukommen ist gar nicht so einfach. Auch Krankentransporte und Feuerwehr sind überlastet. Teils wegen Personalmangels, teils aber auch – verzeihen Sie mir, liebe Eltern –, weil der Rettungsdienst viel zu oft wegen Bagatellen gerufen wird. »Gefühlt sind 40 Prozent der Einsätze keine Notfälle«, schätzt Armin Viert, Geschäftsführer Rettungsdienst im Brandenburger Landkreis Märkisch-Oderland. Dadurch ergeben sich auch hier lange Wartezeiten für die Kinder, die transportiert werden müssen.

Weil sie weder unter- noch wegkommen, müssen manche kleinen Patienten mit ihren Eltern in der Notaufnahme übernachten – wo das ohnehin knappe Pflegepersonal sie dann überwachen muss. Eine Rettungsliege ist schließlich kein Bett, das abgesichert werden kann. Es ist wenig überraschend, dass in Hochphasen um jede Aufnahme gefeilscht wird. Die Versorgung ist schlicht nicht angemessen ausgebaut. Die Notaufnahmen sind nicht so besetzt, dass Eltern, die Hilfe für ihre Kinder brauchen, zeitnah Unterstützung bekommen. Mittlerweile lässt sich nicht mehr ignorieren, dass es aufseiten der Kinder-Notaufnahmen ein ernsthaftes Problem gibt. Ich würde sogar behaupten: eine echte Krise. »Eine durchdachte, teils auch länderübergreifende Planung von Klinik- und Bettenkapazitäten, die bedarfsorientiert ist (...), gibt es in Deutschland nicht«, kritisiert die Deutsche Gesellschaft für Kinder- und Jugendmedizin e. V. (DGKJ). Das führt dazu, dass die sichere Versorgung von Kindern in Notsituationen derzeit nicht immer gewährleistet ist. Schon gar nicht, wenn die winterliche Infektionswelle rollt. Solche saisonalen Belegungsschwankungen, die es besonders im Kinder- und Jugendbereich gibt, sind im existierenden System nicht vorgesehen. Damit setzt man die Gesundheit der Verwundbarsten aufs Spiel. Bewusst und mit jahrzehntelangem Anlauf.

Doch anstatt schnell und pragmatisch zu handeln, wird mal hier ein bisschen geflickt und dort ein wenig manikürt. Die Problembehebung im Bereich der Kindergesundheit läuft derzeit wie die Maulwurfsjagd auf dem Jahrmarkt. Da, wo eine Problemstelle auftaucht, wird schnell draufgehauen. Das bewirkt jedoch nur, dass an anderer Stelle ein neuer Maulwurf hochkommt.

So auch der Fall beim jüngsten Reformvorschlag einer Expertenkommission zur Entlastung der Notfallversorgung. Eingesetzt von Bundesgesundheitsminister Karl Lauterbach hatte die Kommission Anfang 2023 die Idee, ein zentrales Leitsystem für Notrufe sowie sogenannte Integrierte Notfallzentren an mehr als 400 Krankenhäusern zu etablieren. Beide hätten mehr oder weniger die gleiche Aufgabe: Hilfesuchende dorthin zu verweisen, wo sie aus medizinischer Sicht am besten aufgehoben sind. Das kann die Notaufnahme sein, aber auch die Kinder- und Jugendarztpraxis. Sie sollen also verhindern, dass die Notaufnahmen überlaufen, indem sie »vorsortieren«.

Grundsätzlich ist sowohl eine zentrale Anlaufstelle als auch eine Vorabverteilung sinnvoll. Beides könnte das Problem der überlasteten Notaufnahmen lösen. Gleichzeitig entstehen aber einige neue Probleme. Ein solches System funktioniert nämlich nur mit den entsprechenden Kapazitäten und Strukturen. Es ist sehr erfahrenes

Fachpersonal notwendig, um eine fundierte erste Einschätzung abzugeben. Vor allem, wenn diese Einschätzung telefonisch erfolgen soll. Dieses Fachpersonal muss zumindest regional gut vernetzt sein, damit sich die Akteure – also Verteilstelle, Notaufnahmen, Praxen und Rettungsdienst – schnell austauschen können. Ihnen müssen außerdem standardisierte digitale Lösungen und Schnittstellen zur Verfügung gestellt werden, die miteinander kompatibel sind. Finanziert werden müsste das Ganze über ein zusätzliches Budget. Stand Ende 2023: Nichts davon existiert. Derzeit passen nicht einmal alle Krankenkassenkarten zu allen Auslesegeräten. Aber das ist eine andere Geschichte. Es wird Jahre dauern, bis die entsprechenden Strukturen geschaffen und Fachkräfte ausgebildet sind. Bis dahin sind es die Kinder und die Fachkräfte, die das Desinteresse und die Behäbigkeit des Gesetzgebers ausbaden müssen.

Krankenhäuser: Krank sparen statt gesund pflegen

Dass Sie etwas ausbaden müssen, dieses Gefühl haben häufig auch Eltern, die mit ihren kranken Kindern auf Station landen. Für Michaela H. war es der zweite Tag mit ihrer fünfjährigen Tochter Lina auf der Kinderstation einer bayerischen Klinik. Dem Mädchen war der Blinddarm herausgenommen worden. »Knapp« sei es gewesen, hatte sie der Arzt wissen lassen. Fast ein Durchbruch. Das war es dann mehr oder weniger mit der Information gewesen. Angst, dass bei der Operation vielleicht doch etwas schiefgelaufen war, mischte sich mit Sorge, ob Michaela H. auf bestimmte Symptome achten sollte, die auf Komplikationen hindeuteten. Dazwischen flackerte Erleichterung, dass ihre Tochter wach und bei ihr war. Der Mutter schwirrte der Kopf vor lauter Fragen, Gedanken, Bedenken.

Zwar gab es jeden Morgen eine Visite, dreimal am Tag Essen und immer mal wieder eine Infusion oder ein Schmerzmittel für Lina. Aber all das geschah innerhalb von wenigen Minuten. Tür auf, Schwester oder Arzt rein, Tür wieder zu. Auf Wiedersehen, bis morgen. Ein paarmal hatte Michaela H. etwas gefragt. Zu den Befunden der Blutentnahme, dazu, wieso Lina Fieber hatte oder ob sich schon sagen ließe, wie lange sie noch im Krankenhaus bleiben müssten. Sie musste sich ja mit ihrem Büro, der Kollegin, die sie vertrat, und auch mit ihrem Mann abstimmen. Meist bekam sie nur Antworten wie »Das müssen Sie den Doktor fragen« oder »Kann ich Ihnen gerade nicht aus dem Kopf sagen«. Manchmal erklärten die Schwestern oder der Arzt auch etwas, das sie nicht verstand. Doch noch bevor sie nachfragen konnte, hatten sie sich mit »Alles klar, ich muss dann weiter« ins nächste Zimmer verabschiedet.

Also saß Michaela H. tagsüber allein bei ihrer Tochter, las ihr vor, schaute Bilderbücher an und überlegte sich Rätsel, um das Mädchen zu beschäftigen. Lina wurde nämlich mit jedem Tag munterer und forderte zumindest Unterhaltung, wenn sie schon nicht rausdurfte aus dem Bett. Das war anstrengend, manchmal hätte Michaela H. gern einfach nur ferngesehen oder wäre im Garten des Krankenhauses spazieren gegangen. Aber das ging nur, wenn ihr Mann da war – einmal am Tag, zirka eine Stunde. Abends, wenn Lina schlief, saß Michaela H. an ihrem Bett, hatte die winzige Nachttischlampe angeknipst, um ihre schlafende Tochter nicht zu wecken, und googelte die Fachbegriffe, die ihr der Arzt am Morgen hingeworfen hatte. Oft hätte sie am liebsten geheult. Oder sich ein Glas Wein genehmigt. Oder sich bei jemandem beschwert, wie öde und zäh es hier war und dass es niemanden kümmerte, wie es ihr ging. Ja, ihre Tochter würde wieder gesund werden. Sie hatte keine chronische Erkrankung oder eine, die lebensbedrohlich war. Es gab keinen Grund, sich zu bemitleiden. Trotzdem fühlte sich Michaela H. furchtbar allein in diesem Krankenhaus mit den beigen Wänden, den blauen Betten und den Sperrholzmöbeln. »Mir hätte es eigentlich schon gereicht, wenn mir mal jemand in die Augen geschaut und gesagt hätte: ›Frau H., ich weiß, das ist eine richtig beschissene Situation. Aber Sie machen das ganz toll‹«, sagt sie. Aber dafür hatte niemand Zeit.

Zeit ist in Deutschlands Kinder- und Jugendkrankenhäusern ein extrem kostbares Gut. Ein paar Minuten für ein Gespräch hat niemand mehr. Zeit für ein tröstendes Wort erst recht nicht. »Durch Unterbesetzung und Überbelegung herrscht immer Zeitmangel. Wir können nur noch minimale Pflegemaßnahmen vornehmen«, bestätigt Ursula H., die seit mehr als 30 Jahren als Kinder-Intensivschwester tätig ist. »Die Eltern müssen ihre Kinder waschen, baden und sich mit ihnen beschäftigen. Sonst passiert nichts davon«, berichtet sie und auch, dass mittlerweile die Pflegekräfte immer öfter die Eltern, die mit im Krankenhaus übernachten, fragen müssen, wie es dem Kind eigentlich so geht. Sich selbst ein Bild machen? Keine Zeit. In den Kinderkliniken herrscht ein immenser Druck.

Denn Zeit ist Geld, vor allem für die Kliniken, die in privater Hand sind – 2020 waren das immerhin rund 38 Prozent. Sie müssen nicht nur mit dem Geld von Bundesland und Krankenkassen auskommen, sondern einen Gewinn erwirtschaften. Nur dann bekommen die Anteilseigner eine Rendite.

Doch rentabel zu wirtschaften, das ist vor allem im Bereich der Kinder- und Jugendmedizin eine Herausforderung, die bislang nicht in die Budgetierung miteinbezogen wurde. »In den Diskussionen über die Krankenhausreform ist die Kindermedizin bis dato komplett untergegangen«, moniert DIVI-Präsident Hoffmann.

Dies zu ändern wäre jedoch wichtig und sinnvoll. Denn Kinder werden anders krank. Sie brauchen keine Hüft-OP, die sich an einem bestimmten Datum durchführen lässt. Sie fallen von der Rutsche, bekommen plötzlich hohes Fieber oder stecken sich eine Murmel in die Nase. Wenn das passiert, müssen die dafür notwendigen Strukturen in der Klinik vorhanden sein: Ärztinnen und Ärzte, Schwestern und Pfleger, ein Bett und medizinisches Equipment. Wann aber etwas passiert und wie lange es dann dauert, bis der kleine Patient wieder nach Hause kann, das lässt sich schwer vorhersagen. Die Erkrankungen der Kinder sind zumeist nicht planbar.

Kinderkliniken und -stationen müssen also Strukturen vorhalten. So weit, so logisch. Doch Geld bekamen die Einrichtungen bisher nicht fürs Vorhalten, sondern fürs Behandeln. In Form der sogenannten diagnosebezogenen Fallpauschalen. Die haben 2004 die Tagessätze abgelöst, welche die Krankenkassen bis dato pro Patient bezahlt hatten. Mittels der Fallpauschalen erstatten die Krankenkassen den Kliniken nun die Behandlungskosten. Wie viel sie für welche Behandlung bekommen, steht in einem Katalog mit knapp 1300 Fallpauschalen. Das sollte die Krankenhäuser dazu bringen, effizienter zu arbeiten und ihre Wirtschaftlichkeit zu erhöhen. Die Politik glaubte nämlich, dass Tagessätze die Kliniken dazu verleiten, Patienten länger als notwendig auf Station liegen zu lassen, um mehr abrechnen zu können. Die Fallpauschalen sehen dagegen eine maximale Aufenthaltsdauer vor. Mit jedem Tag, den ein Patient »überzieht«, lohnt er sich weniger für die Klinik. Das bringt die Einrichtungen in Zugzwang. Besonders Häuser und Stationen für Kinder und Jugendliche.

»Der finanzielle Kostendruck in meiner Kinderklinik ist enorm. Man wird ständig daran erinnert, dass alle

Betten gefüllt sind, die Kapazitäten möglichst dauerhaft genutzt werden. Deshalb müssen viele Krankheitsfälle in kürzerer Zeit abgearbeitet werden«, kritisiert Oberärztin Andrea L. Und auch, dass die Bezahlung nach Fallpauschalen nicht den realen Aufwand einer Station für Kinder und Jugendliche widerspiegle. Vorhaltekosten spielen in dieser Rechnung nämlich keine Rolle. Um wirtschaftlich zu arbeiten, müssten Kinderkliniken in der Theorie zum Beispiel zwei der fünf Ärzte und die Hälfte der Pflegekräfte unbezahlt nach Hause schicken, wenn wenig zu tun ist, um sie dann wieder einzubestellen, sobald die Belegungszahlen steigen. Im Bereich der Kinder- und Jugendkliniken sind Personalkosten mit bis zu 80 Prozent der Gesamtkosten der mit Abstand größte Kostenfaktor. Wesentlich größer als im Erwachsenensektor mit circa 60 Prozent.

Der Grund: Kinder brauchen mehr Fürsorge und intensivere Betreuung als Erwachsene. Der kleine Henri bleibt nicht ruhig liegen, nur weil der Arzt ihm erklärt, wie wichtig es ist, dass er ihm die Infusionsnadel in den Arm piekt. Die dreijährige Sophie versteht nicht, warum sie nicht am Pflaster knibbeln soll, wenn es doch darunter so doll juckt. Und die Mama von Peter, die jetzt schon den dritten Tag mit in der Klinik ist und langsam nicht mehr weiß, wie sie ihren Sohn beschäftigen soll, würde sich bestimmt freuen, wenn die Krankenschwester mal die nächste Runde UNO spielen oder sich zumindest kurz dazusetzen und ein paar tröstende Worte verlieren würde. Der personelle Aufwand in einer Kinderstation ist höher und lässt sich nicht allein anhand von Liegezeiten und erfolgten Behandlungen berechnen.

Doch selbst wenn sich eine Mutter auf Facebook beschwert: »Ich fühlte mich unverstanden (…) ich habe uns nach vier schrecklichen Tagen selbst entlassen«, oder ein Paar aus München in der *Süddeutschen Zeitung* erzählt, sie hätten sich allein gelassen gefühlt mit der Sorge um ihr viel zu früh geborenes Baby, scheint das die Klinik-Träger nicht zu interessieren. Was zählt, sind die nackten Zahlen – und die sagen: Kinderkliniken und Stationen für Kinder- und Jugendmedizin lohnen sich nicht.

»Als unsere Klinik von einem privaten Konzern übernommen wurde, wurde die Personalsituation auf Station immer schwieriger«, bestätigt Katharina S. Die 52-Jährige ist gelernte Kinderkrankenschwester und war lange an einer Berliner Kinderklinik tätig. Sie sagt, nachdem das Krankenhaus privatisiert worden war, fehlten auf einmal hinten und vorn Schwestern: »Nicht, dass kein Personal da war, es gab viele Azubis, gute Azubis. Aber es gab keine Stellen und keine Aufstockung.« Es wurden Fachstellen im Stellenplan gestrichen und Hilfskräfte eingegliedert, die bisher für Servicearbeiten zuständig gewesen waren – nicht für die Patientenbetreuung. Sie waren günstiger. Aber damit waren Qualität und gute medizinische Betreuung nicht mehr machbar. Es fehlte an allen Ecken Zeit. »Wir mussten gleich viele Kinder mit deutlich weniger Fachpersonal betreuen«, erinnert sich Katharina S.

In den 90er-Jahren war das noch anders, sagt sie. Da konnten wir Kinderkrankenschwestern neben der medizinischen Versorgung die Kinder auch einmal vom Krankenhausalltag ablenken. »Wir haben vorgelesen, Karten gespielt und so weiter. Heute ist alles anders.« Und das geht schon bei der Ausbildung los.

Im Januar 2020 wurde die klassische Kinderkrankenschwester-Ausbildung im Zuge des Pflegeberufegesetzes durch eine neue Pflegeausbildung ersetzt. Die führt drei bisher voneinander unabhängige Ausbildungsberufe zusammen: Altenpflege, Gesundheits- und Krankenpflege sowie Gesundheits- und Kinderkrankenpflege. Wer sie abschließt, ist »Pflegefachfrau« oder »Pflegefachmann«. Wem das nicht genügt, der kann zu Beginn eine Vertiefung wählen und nach zwei Dritteln der Ausbildung einen gesonderten Abschluss in einem der drei Ausbildungsbereiche machen. So sollen Pflegefachkräfte flexibler und vielseitiger werden, der Berufszweig attraktiver.

Eine solche generalisierte Ausbildung halte ich jedoch für motivatorisch zweifelhaft. Wer mit Kindern arbeiten möchte, braucht nicht zwingend die lange Tour in die

Erwachsenenpflege zu machen, um am Ende noch eine kleine Vertiefung in die Kinderkrankenpflege zu erhalten. Wer sich für die Kinderkrankenpflege interessiert, der bewirbt sich für eine Ausbildung, die das zum Inhalt hat, was er später beruflich machen möchte, das heißt: die Betreuung kranker (Klein-)Kinder, inklusive füttern, eventueller Mahlzeitenretoure auf den Kittel, pflegen, wickeln, spielen, trösten ... wobei Letzteres gegebenenfalls auch mal die Eltern betrifft. Durch die neue Ausbildung werden die Kompetenzen verwässert, zum Nachteil der kleinen Patienten.

Schließlich ist es fachlich ein Unterschied, ob man Menschen im Altenheim betreut, auf der kardiologischen Intensiv- oder Normalstation arbeitet oder eben auf der Kinder- oder Frühgeborenenstation. Das wird nicht mehr berücksichtigt, wodurch das Frustrisiko größer und die Freude am Beruf fast zwangsläufig kleiner wird. »Wir bekommen aus unseren Häusern die Rückmeldung, dass sich weniger Azubis für die Vertiefung und auch für die Spezialisierung entscheiden«, bestätigt Alexandra Müller-Helm, Pflegekoordinatorin der Gesellschaft der Kinderkrankenhäuser und -abteilungen in Deutschland (GKinD).

Was zuvor in einer spezialisierten dreijährigen Ausbildung vermittelt wurde, lässt sich nicht in drei Jahren generalisierter Ausbildung mit einem Jahr Vertiefung lernen. »Hinsichtlich der pflegerischen Versorgung von Kindern in der Zukunft ist die Umstellung auf das Pflegeberufegesetz in der jetzigen Umsetzung sicherlich nicht förderlich«, vermutet auch Birgit Pätzmann-Sietas, Vorstandsmitglied beim Berufsverband Kinderkrankenpflege. Dass sich immer weniger Menschen für diese Ausbildung entscheiden und diejenigen, die es tun, am Ende mitunter schlechter ausgebildet sind, kann nicht zielführend sein.

Zudem bleibt für die Eltern angesichts des mehrgleisigen Modells unklar, ob sie es nun mit einer generalisierten Pflegekraft mit lediglich pädiatrischem Pflichtanteil zu tun haben, mit einer Pflegekraft mit pädiatrischer Vertiefung oder mit einer Pflegekraft, die sich auf Kinderkrankenpflege spezialisiert hat. Das macht in puncto relevanter Ausbildungsstunden einen großen Unterschied.

Auch für bereits fertig ausgebildete Pflegekräfte in der Pädiatrie hat sich in den vergangenen Jahren das Aufgabengebiet durch die Privatisierung stark verändert: Die Schwestern und Pfleger verbringen vermehrt Zeit mit der Dokumentation und weniger mit den Kindern. Zu Fieberkurve, ärztlichen Anordnungen, Untersuchungen et cetera kommen nun klinische Verläufe, extra Anordnungsbögen, Informationen, wann welche Pflegemaßnahmen erfolgt sind, und so weiter. All diese Informationen scheinen aber nicht in erster Linie dazu zu dienen, den kleinen

Patienten möglichst individuell und zielgerichtet zu helfen. Vielmehr wohl legen die Träger anhand der Daten fest, welche Aufgaben wie viel Zeit in Anspruch nehmen dürfen, wie viel Personal dafür notwendig ist, kurz: wo sich Geld einsparen lässt.

In der ehemaligen Kinderklinik von Katharina S. lautete zum Beispiel eine Vorgabe, dass ein Kind mit Schädel-Hirn-Trauma zwei Nächte stationär überwacht werden musste oder eines mit Verbrennungen fünf Tage, damit »es sich rechnet«. Zwar wurde kein Kind entlassen, wenn es nicht medizinisch zweifelsfrei vertretbar war. Trotzdem erzeugen solche Vorgaben Druck und ein Arbeitsklima, in dem nicht die Patienten und deren Eltern im Mittelpunkt stehen, sondern der wirtschaftliche Aspekt. Die Planung wird von Menschen gemacht, die nie auch nur einen Tag in der Pflege erlebt haben. Stress ist eine Sache. Doch wenn Arbeit, die einen beträchtlichen sozialen Anteil hat, abfällig bewertet wird, weil Emotionalität Zeit braucht und damit die Rendite schmälert, frustriert das irgendwann auch die engagierteste Kinderkrankenschwester.

»Seit 1996 habe ich diese Station mit aufgebaut, jetzt muss ich zusehen, wie mein Baby zugrunde geht«, beschreibt Kinder-Intensivschwester Ursula H. die Situation an ihrer Einrichtung. Katharina S. hat gekündigt und arbeitet nun bei einer Krankenkasse. Weil es für sie

»einfach nicht mehr tragbar ist, was in den letzten Jahren im Gesundheitswesen, im Besonderen in den Kinderkrankenhäusern passiert ist«. Sie ist nicht die Einzige, die aufgegeben hat. In der stationären Versorgung könnte bis 2035 eine Lücke von mehr als 300 000 Pflegekräften klaffen, prognostiziert das Institut der Deutschen Wirtschaft.

Dennoch glaube ich nicht, so wie einige meiner Kollegen, dass das Problem der Fachkräftemangel ist. Zumindest nicht in dem Sinne, als dass es generell zu wenig Menschen gäbe, die diesen Beruf machen möchten. Sehr wohl aber gibt es zu wenig Menschen, die ihn unter den gegebenen Umständen machen möchten und für das gebotene Geld. Und das kann eigentlich auch niemand von ihnen verlangen.

In puncto Pflegepersonal für (Kinder-)Kliniken besteht dringender Handlungsbedarf. Das dürfte auch dem Letzten spätestens seit der Coronapandemie 2020 klar sein, als Krankenschwestern und -pfleger am Leistungslimit arbeiteten, während die Bundesbürger auf ihren Balkonen standen und klatschten.

Doch schon lange vor der Covid-Ära verließen immer mehr Menschen den Krankenpflegebereich oder reduzierten zumindest ihre Stundenzahl. Rund ein Drittel der Pflegestellen sei aktuell nicht besetzt, schätzte Professor Doktor Florian Heinen, Kinder- und Jugendarzt und

Ärztlicher Direktor des integrierten Sozialpädiatrischen Zentrums (iSPZ) des Universitätsklinikums München im Februar 2023 in einem Interview mit der Tageszeitung *F.A.Z.*

Fachkräfte, die keine Lust mehr haben auf Schichten, die so vollgepackt sind, dass nicht einmal mehr Zeit bleibt, um auf die Toilette zu gehen, treffen auf Klinikträger, denen in vielen Fällen anscheinend gar nicht daran gelegen ist, dass ihr Personal bei ihnen bleibt. Mit den Fachkräften geht schließlich ein Kostenfaktor, der sich unter Umständen günstiger ersetzen lässt. Oder vielleicht gar nicht ersetzt werden muss, wenn die anderen noch ein bisschen mehr arbeiten.

Doch wenn immer weniger Fachkräfte immer mehr Arbeit abfangen müssen, bleibt zwangsläufig etwas auf der Strecke. Zu oft ist dieses Etwas die zeitnahe Hilfe für Kinder, die sie dringend bräuchten.

Cassy beispielsweise. Die 15-jährige Hobbyfußballerin kam im Februar 2022 über eine ehemalige Patientin zu mir. Sie hatte in den vergangenen Monaten rapide abgenommen. So rapide, dass sie eigentlich zeitnah, besser am nächsten Tag als eine Woche später in die zuständige Klinik für Kinder- und Jugendpsychiatrie gehört hätte. Da wog sie 40 Kilo. Doch die Klinikkollegin, mit der ich telefonierte, meinte, die Einweisung müsse erst einmal geplant werden. Von jetzt auf gleich gehe da gar nichts. Wertvolle Zeit verstrich. Als Cassy viele Wochen später, Ende April 2022, endlich stationär aufgenommen wurde, wog sie noch 36 Kilogramm. Nach mehr als sechs Monaten in der Klinik wurde sie ohne wesentlichen Erfolg entlassen. Immer noch unter 40 kg.

Ich bin überzeugt, ihre Chancen wären besser gewesen, hätte die Therapie eher begonnen. Aber dafür gab es keine Kapazitäten – und Cassys Erkrankung war zu diesem Zeitpunkt noch nicht akut lebensbedrohlich. Das heißt: Sie musste sich hinten anstellen. Mittlerweile müssen jedoch sogar schwerstkranke Kinder über Hunderte Kilometer in andere Kliniken verlegt werden, weil die Einrichtungen vor Ort so überlastet sind, dass sie ihnen nicht helfen können.

Um den Mangel an Pflegekräften in der Kindermedizin kurzfristig auszugleichen, hat Bundesgesundheitsminister Karl Lauterbach vorgeschlagen, Fachkräfte aus dem Erwachsenenbereich abzuziehen. Mit Verlaub, aber das ist in meinen Augen Schwachsinn. Woher soll jemand, der sonst mit Erwachsenen zu tun hat, wissen, wie er beispielsweise mit einem winzigen Frühchen umgehen soll?

Eher schon gangbar ist das Modell der Versorgungsstufen, das die angedachte Krankenhausreform vorsieht. Wenn es weniger Kliniken gibt, die aber eine klare

Spezialisierung innerhalb bestimmter Stufen (Maximalversorgung, Regel- und Schwerpunktversorgung, Grundversorgung) haben, könnte das bewirken, dass sich die Personalsituation bessert. Vorausgesetzt, die Fachkräfte machen bei diesem »Wanderzirkus« mit und wechseln freiwillig in andere Kliniken, auch wenn diese weiter entfernt sind. Vorteilhaft wäre die Spezialisierung sicherlich in Bezug auf die Kompetenz von Ärzten und Pflegekräften im Umgang mit kritischen Fällen. Ein Beispiel: Im Bundesland Brandenburg gibt es derzeit vier Kliniken, die extreme Frühchen unter 1250 Gramm Geburtsgewicht betreuen. Davon gibt es pro Jahr aber nicht einmal 100 Fälle im gesamten Bundesland. Würden die sich auf alle vier Kliniken verteilen, hätte ein Arzt knapp alle zwei Wochen mit einem zu tun. Die Chance, dass ein junger Weiterbildungsarzt in Ausbildung die Erstversorgung eines solchen Frühchens mitbekommt, läge abzüglich Feierabenden, freien Tagen und Urlauben bei etwa 25 Prozent, also sechs bis sieben Kindern pro Jahr. Routine bekommt man da eher nicht. Bei weniger Kliniken wäre die Ausbildungslage anders. Allerdings muss man so ehrlich sein einzuräumen, dass die Wege bis zur nächsten Spezialklinik dadurch länger würden. Dennoch denke ich, die Qualität der Behandlung sollte im Vordergrund stehen.

Auch die üblichen Kinderkliniken könnten davon profitieren, sich zu spezialisieren. Ich war zum Beispiel am

Anfang meiner Praxistätigkeit zusätzlich drei Jahre lang im Facharzthintergrund-Dienst an einer Kinderklinik mit 15 Betten. Mehr als die Hälfte der Kinder war damals eher aus sozialen denn aus medizinischen Gründen dort. Das Beatmungsgerät stand gut verpackt und selten genutzt herum. Hätte es jemand im Bedarfsfall wirklich gut und schnell nutzen können? Eher nicht.

Eine Reduzierung von Kinderstationen und -kliniken dort, wo sie sinnvoll ist, ist also durchaus eine gute Sache. Wichtig ist dann nur, dass die verbleibenden Leistungserbringer entsprechend und nach anderen, pädiatriegerechteren Kriterien honoriert werden. Zum Beispiel, indem das Vorhalten von Leistungen bezahlt wird, also genug Betten und Personal da sind, auch wenn sie gerade nicht gebraucht werden, um den Druck von Kliniken und Personal zu nehmen. Dieses Modell können wir aber nur umsetzen, wenn Krankenkassen und staatliche Organisationen gemeinsam an der Finanzierung arbeiten. Und auch dann wird es viele Jahre brauchen.

Kurzfristig muss deshalb eine Vor- oder Zusatzfinanzierung her, die ausreicht, um die Versorgung in Kinder- und Jugendkliniken sicherzustellen. Die von der Bundesregierung beschlossene Finanzspritze von zusätzlichen 600 Millionen Euro für die nächsten zwei Jahre ist zwar ein wichtiger Beitrag zur Versorgung von Kindern und Jugendlichen. Ein länger anhaltender Effekt ist davon aber nicht zu erwarten. Dazu ist die Summe zu gering, und sie wird nicht gezielt genug ausgeschüttet: Sie geht nämlich nicht nur an Fachabteilungen für Kinder- und Jugendmedizin, sondern auch an Fachabteilungen in Erwachsenenkliniken, die zwar Kinder behandeln, aber die kostenintensiven Strukturen nicht vorhalten. Es braucht außerdem sinnvolle Rahmenbedingungen für die Versorgung von Kindern und Jugendlichen.

Vor allem aber braucht es ein Bewusstsein dafür, dass Kinder eine kindgerechte, familienzugewandte Versorgung benötigen. Doch derzeit, so sagt auch Prof. Dr. med. Gesine Hansen von der Medizinischen Hochschule Hannover, stehen »die Kinder im Gesundheitssystem tatsächlich eher in den letzten Rängen«.

Medikamentenknappheit: Das geht nicht, das gibt's nicht

Ganz weit hinten in der Prioritätenliste stehen Kinder auch, wenn es um die Versorgung mit Medikamenten geht. Vergangenen Winter brachte ein Elternpaar ihr eineinhalbjähriges Kind zu mir. Das Mädchen, Emily, hatte eine schwere Bronchitis. Der heftige Husten schüttelte das kleine Wesen durch und hatte alle drei fast die komplette Nacht wachgehalten. Die Nerven lagen blank. Sobald die Familie durch die Tür war, fing die Kleine an zu toben und zu brüllen. Es war ganz klar, dass sie überall sein wollte, nur nicht hier. Abhören? Selbst wenn ich mit dem Stethoskop in die Nähe ihres Brustkorbs gekommen wäre, hätte ich nicht mehr vernommen als den Widerhall ihres Geschreis. Das war aber nicht das Problem, ich habe mittlerweile genug Erfahrung, um eine Bronchitis auch ohne Abhören zu erkennen.

Das Problem war, dass Emily bestimmte Medikamente gebraucht hätte, um ihre Atemprobleme zu mindern – ein spezielles Präparat für Kleinkinder mit Salbutamol und eines mit Kortison. Ich hatte ein Rezept ausgestellt und den Eltern mitgegeben. Doch das Kortison-Spray in der Kleinkinderdosierung war anscheinend nicht verfügbar. Bei drei Apotheken hatten es Emilys Eltern direkt versucht, vierzehn weitere hatten sie abtelefoniert. Nun standen sie frustriert und ratlos wieder in meiner Praxis: »Wo kriegen wir denn jetzt das Inhalations-Spray her?«

Während ich einem Erwachsenen recht problemlos ein anderes Arzneimittel mit ähnlichem Wirkstoffprofil hätte aufschreiben können, war das in Emilys Fall gar nicht so einfach: Die meisten Präparate sind für sehr kleine Kinder zu hoch dosiert. Statt zehn Tropfen aber nur fünf zu geben oder statt einer Tablette nur eine halbe, das geht nicht. Die erwünschte Wirkung wäre dann nicht mehr (voll) gegeben. Auch jetzt war die einzige Option, die erhältlich und vom Wirkprofil her ähnlich war, ein Inhalationsspray in zweieinhalbfacher Dosierung. Das jedoch war für Kleinkinder nicht zugelassen. Verschreibe ich es trotzdem, heißt das Off-Label-Use – Einsatz von Arzneimitteln außerhalb ihrer Zulassung. Das ist sogar erlaubt. Manche Off-Label-Medikamente stehen inzwischen sogar in wissenschaftlichen Leitlinien. Ethisch ist es aber zumindest fragwürdig, denn der Off-Label-Use birgt durchaus Risiken. Hätte ich es damals nicht verschrieben, hätte Emily weiter unter Atemproblemen gelitten und vielleicht eine Lungenentzündung bekommen. Dann hätte sie Antibiotika gebraucht … die es gerade auch nicht gab. Ich stand mit dem Rücken zur Wand.

An sich könnte ich es einfach dabei belassen, wenn ein Arzneimittel nicht erhältlich ist. Ich bin dafür zuständig, eine Diagnose zu stellen und eine Behandlung einzuleiten. Das Medikament zu besorgen oder den Eltern zu sagen, wo sie es herbekommen, ist nicht mein Job. Oder ich könnte (und müsste) Kinder, die ich nicht therapieren kann, aber therapieren müsste, ins Krankenhaus einweisen. Denn die Klinikapotheken sind vom Medikamentenmangel bisher weniger betroffen, wenn auch zunehmend häufiger. Beides ist nicht das, was ich möchte. Ich möchte behandeln. Und zwar mit dem Arzneimittel, das richtig ist. Nicht mit dem, das da ist. Das bin ich den Kindern und ihren Eltern schuldig.

Nur: Wir haben eine Mangelsituation in Sachen Medikamente für Kinder und Jugendliche. Die Regale für Kinderarzneimittel hätten sich bereits zur Jahresmitte 2023 hin langsam füllen müssen. Taten sie aber nicht. Rund 1,5 Millionen Menschen in Deutschland seien von Engpässen bei der Versorgung mit Medikamenten betroffen, schätzte schon im Sommer 2023 Thomas Preis, Vorsitzender des Apothekerverbands Nordrhein, und fügte mit Blick etwa auf Antibiotika hinzu: »Manchmal steht die Versorgung wirklich auf der Kippe.«

Extrem angespannt ist die Situation beispielsweise beim Penicillin, einer Antibiotika-Untergruppe. Das ist in Berlin seit Ostern 2023 nicht zu bekommen, ein Zweitmedikament ist nur in begrenztem Maße verfügbar. Nun saß Anfang Herbst der sechsjährige Finn mit Halsschmerzen bei mir in der Praxis. Ich machte einen Abstrich und stellte Streptokokken fest. Das ist ein Bakterium, das Scharlach oder eine Mandelentzündung verursacht. An sich hätte ich in diesem Fall ganz klar ein Rezept über Penicillin ausgestellt. Immer. Denn damit lässt sich eine solche Infektion gut innerhalb weniger Tage behandeln. In Finns Fall musste ich mich aber fragen: »Ist der Junge krank genug für ein Rezept?« Ich wusste nämlich, dass das Präparat meiner Wahl derzeit gar nicht erhältlich war und ein zweites, ebenfalls geeignetes, nur sehr begrenzt. Ich musste also abwägen, wie wahrscheinlich es war, dass ein Kind zu mir kommen würde, dem es noch schlechter ging als Finn. Ich musste triagieren, genau wie die Kollegen in den Notaufnahmen. Das ist nicht schön.

Doch herzaubern können auch wir Kinder- und Jugendärzte die Präparate nicht. Oft weiß ich nicht einmal, dass ein Medikament nicht lieferbar ist. Es gibt zwar beim Bundesinstitut für Arzneimittel und Medizinprodukte ein entsprechendes Verzeichnis. Das ist mitunter aber wenig aussagekräftig. Beispielsweise dann, wenn das Mittel grundsätzlich erhältlich ist, aber nicht im Apothekengroßlager in meiner Region, einer Art externer Lagerhalle für Apotheken. Die Eltern müssten dann im Zweifelsfall Hunderte Kilometer durch die Bundesrepublik jagen, dorthin, wo das Medikament noch vorrätig ist. Auch wenn manche das im vergangenen Winter aus Verzweiflung vielleicht sogar gemacht hätten: Ein akzeptables Szenario ist es nicht.

Manchmal melden die Pharmafirmen auch gar nicht, dass ein Medikament vorübergehend nicht lieferbar ist. Das kommt durchaus vor. Schließlich würde ein Arzt, der weiß, dass mit einem Lieferverzug von 14 Tagen oder mehr zu rechnen ist, das Präparat eines anderen Herstellers verschreiben. Das Kind braucht schließlich jetzt Hilfe und nicht in zwei Wochen. Die Firmen fürchten, Marktanteile zu verlieren und Umsatz einzubüßen. Die Margen sind im Bereich der Medikamente für Kinder und Jugendliche ohnehin schon sehr gering.

Erinnern Sie sich noch daran, wann Ihnen der Engpass bei Fiebersaft und Co. das erste Mal so richtig aufgefallen ist? Bei den meisten dürfte das der Winter 2021/22 gewesen sein. Mit ein Grund für die leeren Regale war da sicherlich die hohe Zahl an Atemwegsinfektionen und Grippeerkrankungen unter Kindern, die nach der langen Corona-Quarantäne so richtig durchschlugen. Lieferprobleme bei den herstellenden Pharmaunternehmen spielten aber ebenfalls eine Rolle, hinzu kamen noch die »Hamsterkäufe«. Im Sommer 2022 kündigte zum Beispiel einer der größten Anbieter von Fiebersaft an, die anstehende Winterbevorratung abzusagen. Das heißt, er hat die Bestellungen der Apotheken storniert, weil er nicht genug herstellen konnte, um sie zu bedienen. Den Apothekengroßlagern blieb nichts anderes übrig, als das aufzukaufen, was noch da war. Wer schnell war, bekam ausreichend Vorrat, wer zu spät kam, wenig bis gar nichts mehr. Das Gleiche galt für die Apotheken, die von den Großlagern beliefert wurden, und auch für die Eltern, die wegen der Medikamente in die Apotheken kamen.

Zu wenig vorhanden, zu ungleich verteilt: Der Arzneimittelengpass ist sowohl ein Bestands- als auch ein Verteilungsproblem. Was er nicht ist: ein neues Problem.

Generell gibt es bereits seit Jahren Lieferengpässe bei Medikamenten für Kinder und Jugendliche. Während der Pandemie verschärfte sich die Situation lediglich. Denn in Deutschland oder der EU wird kaum noch ein Medikament komplett hergestellt: Wirkstoffe, Verpackung, Beipackzettel – all das stammt aus Indien, China, Osteuropa. Auch die Produktion ist meist in Billiglohnländer ausgelagert. Das heißt, wenn die Grenzen wegen Covid-19 dicht sind, es im Ursprungsland einen Herstellungsstopp gibt oder eine Verzögerung in der Produktion, fehlen den deutschen Pharmafirmen die Wirkstoffe, die sie für ihre Medikamente brauchen.

Mitunter lohnt sich die Produktion für den deutschen Markt für eine Pharmafirma auch schlicht nicht. Das hat mehrere Gründe: Zum einen schließen hierzulande die Krankenkassen nämlich Rabattverträge mit den Arzneimittelherstellern ab. Das bedeutet, die Kassen bekommen das Präparat zu einem günstigeren Preis, wenn sie dem Hersteller zusichern, dass ihre Versicherten im Normalfall nur dieses eine Medikament bekommen. Die Kassen sparen dadurch Geld, die Hersteller haben eine garantierte Abnahme. Zum anderen unterliegen patentfreie Medikamente, sogenannte Generika, zu denen auch der Fiebersaft gehört, in Deutschland einem Festbetrag. Das ist eine Art Preisobergrenze für ganze Gruppen vergleichbarer Arzneimittel, die festlegt, wie viel die Krankenkassen maximal erstatten müssen. Der Festbetrag soll verhindern, dass die Krankenkassen für ein Medikament einen sehr hohen Preis bezahlen, obwohl es gleichwertige preisgünstigere Alternativen gäbe. Nur: Der Festpreis hat sich seit Jahren nicht verändert, während die Preise für Wirkstoffe wie Paracetamol, das für den Fiebersaft gebraucht wird, stark gestiegen sind. Kein Wunder, dass die Pharmaunternehmen darauf reagieren und die Produktion einstellen. Von elf Herstellern, die in Deutschland

Penicillinsäfte in Kinderdosierung herstellten, ist zum Beispiel nur noch einer übrig.

Was die Situation für unsere lieben Kleinen noch verschärft: Arzneimittel speziell für Kinder sind für die Pharmaindustrie prinzipiell nicht sonderlich interessant. Denn es genügt nicht, ein Erwachsenenmedikament zu nehmen und lediglich die Dosierung herunterzusetzen. Kinder reagieren anders auf bestimmte Wirkstoffe, da beispielsweise Leber- und Nierenfunktion noch nicht ausgereift sind und der Stoffwechsel anders arbeitet. Die für Kinder- und Jugendmedikamente erforderlichen Studien sind aufwendig: Kinder verschiedener Altersstufen bilden keine homogene Gruppe, jede müsste einzeln untersucht werden. Und finden Sie mal Eltern, die sagen: »Klar, testen Sie ein neues Medikament gern an meinem Kind. Wird schon klappen.« Zudem benötigen die jungen Patienten mitunter andere Darreichungsformen. Einen Zweijährigen dazu zu bringen, eine Tablette zu schlucken, kann abenteuerlich werden. Viel zu oft müssen die Kinder es trotzdem tun – in Form eines Arzneimittels für Erwachsene, zerdrückt und in den Brei gemischt. Aus Mangel an Alternativen.

»Off-Label-Use ist bei uns Alltag«, erzählte schon 2018 eine Mutter, deren Tochter Epileptikerin ist, dem Selbsthilfeverband Kindernetzwerk e. V. »Die Spannbreite an Wirkungen oder Reaktionen bei unserer Tochter reichte bei einem Medikament von einer positiven Reaktion (...) bis hin zu völliger Apathie bei einem anderen Medikament, gekoppelt mit einer so niedrigen Herzfrequenz, dass unsere Kinderärztin uns postwendend in die Klinik schickte.«

Dennoch war diese Mutter froh, dass ihrer Tochter überhaupt geholfen wurde. Beim Hinweis auf »Off-Label« winkt sie inzwischen nur noch müde ab. Was soll sie auch sonst tun? Trotz der Risiken für die Kinder wird sich in puncto zulassungsfremde Anwendung nicht so schnell etwas ändern.

Denn den hohen Kosten für Kindermedikamente stehen geringe Verdienstmöglichkeiten gegenüber. Bezüglich Preisgestaltung werden Kinderpräparate im Normalfall behandelt wie solche für Erwachsene – mit den entsprechenden Festbeträgen und Rabatten. Auf einer Fortbildung, an der ich im Sommer 2023 teilgenommen habe, legte Hersteller InfectoPharm seine Zahlen offen: An einem Antibiotikum verdient er gerade einmal 1,91 Euro – dafür bekommt man kein Bier in der Kneipe. Und der Hersteller ist mit 99 Prozent Anteil der Marktführer in diesem Bereich.

Dem Gesetzgeber ist das Problem längst bekannt: 2006 hat die EU-Kommission bereits verschiedene Maßnahmen verabschiedet, die dafür sorgen sollten, dass die

Pharmakonzerne mehr Medikamente für Kinder entwickeln. Doch so richtig erfolgreich waren diese Maßnahmen bisher nicht. Da der Markt für Kindermedikamente begrenzt ist, lohnen sich für die Pharmaunternehmen die hohen Investitionskosten für die Forschung nicht. Auch die Pläne der Bundesregierung sind unzureichender denn je – zum Beispiel die Idee, dass die Hersteller die Abgabepreise für Kindermedikamente einmalig um bis zu 50 Prozent erhöhen dürfen. Das klingt großzügig, bringt aber nicht viel. 50 Prozent von 1,91 Euro sind gerade einmal 95 Cent mehr. Für Hersteller von Generika lohnt es sich nicht mehr, in Europa zu produzieren oder nach Deutschland zu verkaufen. Nun sollen die Preisregeln gelockert werden, um Lieferungen nach Deutschland für die Hersteller lohnender zu machen. Dass ein solches Gesetz aber Zeit braucht, um zu wirken, räumt sogar die Bundesregierung selbst ein. Bis dahin soll der Großhandel wichtige Medikamente für Kinder bevorraten. Außerdem waren bis Ende 2023 die Festbeträge für bestimmte Fertigarzneimittel mit den Wirkstoffen Ibuprofen und Paracetamol sowie für Antibiotika ausgesetzt worden.

Das könnte etwas Zeit verschaffen, ist aber keine nachhaltige Lösung. Eine global agierende Branche wie die Pharmaindustrie wird nicht sagen: »Ach so, na wenn wir in Deutschland jetzt ein bisschen mehr Geld bekommen, dann überlegen wir uns das noch mal mit der Produktion in Billiglohnländern.« Wahrscheinlicher ist, dass sie versuchen wird, ihre Gewinne zu maximieren.

Damit sich das ändert und die benötigten Arzneimittel stets in allen Apotheken des Landes verfügbar oder innerhalb eines Tages lieferbar sind, gibt es meiner Meinung nach nur eine Lösung: Es müssen Arzneimittelpreise erstattet werden, für die in Deutschland oder in Europa produziert werden kann. Aktuell herrscht eine Geiz-ist-geil-Mentalität. Die bringt aber nur den Kassen fortlaufende Einsparungen. Eltern, Kinder und Ärzte hat sie in die Bredouille gebracht, da hiesige Pharmahersteller Generika nicht mehr kostenrentabel produzieren können – und es deshalb viel zu oft bleiben lassen.

Erschwerend kommt hinzu, dass in puncto Kindermedikamente derzeit nur nach dem Gießkannenprinzip verfahren werden kann: Es gibt kein Monitoring, das die nationale Gesundheitslage bei Kindern und Jugendlichen erfasst und dadurch frühzeitig auf mögliche Medikamentenknappheit aufmerksam machen würde. Das Einzige, was sich aktuell vorhersagen lässt, ist, dass es angesichts von Engpässen wie denen der vergangenen Monate immer schwieriger werden wird für Kinder- und Jugendärzte, kindgerechte Behandlungen durchzuführen. »Wer freitags nachts mit seinem Kind mit Ohrenschmerzen und Fieber in einer Notfallpraxis steht und froh ist, die richtige medizinische Versorgung und ein

Rezept erhalten zu haben, darf nicht am Mangel der Medikamente scheitern«, sagte der CDU-Abgeordnete Marco Schmitz, selbst Vater zweier Kinder, in einer aktuellen Stunde im NRW-Landtag. Genau das ist aber gerade eine reale Gefahr – für die Eltern und für die Gesundheit der kleinen Patientinnen und Patienten. Deshalb: Dauerhaft weg mit den Festpreisregelungen!

Krankenkassenbudgets: Die magische Quelle versiegt

Sparen - das tun die Kassen nur zu gern. Nicht nur bei Medikamenten, sondern mitunter auch bei Hilfsmitteln oder der Übernahme von Aufgaben.

Zu meinen Patienten gehört ein philippinisches Ehepaar mit seinem Säugling. Die kleine Amihan ist mit Lippen-Kiefer-Gaumenspalte geboren worden. Das bedeutet, Mund und Nase sind nicht durch den Gaumen getrennt, was sich auf Atmung, Sprache oder auch die Nahrungsaufnahme auswirken kann. Trinkt Amihan, kann sie kein Vakuum am Sauger erzeugen. Es kommt nichts aus dem Fläschchen. Damit die Kleine trotzdem Nahrung zu sich nehmen kann, gibt es ein spezielles Hilfsmittel, sogenannte Habermann-Sauger. Diese werden dem Kind angepasst. Da die Krankenkasse notwendige

Hilfsmittel für gewöhnlich übernimmt, schrieb ich Amihans Eltern ein Rezept für drei Sauger auf. So könnten sie durchwechseln, wenn einer der Sauger gereinigt werden musste. Den Eltern, beide gesetzlich versichert, erklärte ich, dass sie das Rezept bei ihrer Krankenkasse einreichen müssten. Einfach zur Apotheke zu gehen war in diesem Fall nicht möglich. Denn Hilfsmittel müssen, anders als der Großteil der Arzneimittel, vorher von der Kasse genehmigt werden. Bei einem Preis von 20 bis 25 Euro pro Sauger sah ich darin kein Problem.

Zu meiner großen Verwunderung standen die Eltern aber bald erneut und unverrichteter Dinge am Empfangstresen meiner Praxis. Der Sachverständige bei der Krankenkasse hatte die Verordnung abgewiesen: »Tut mir leid, zahlen wir nicht.«

Ich war sehr verwundert. »Da muss ein Missverständnis vorliegen«, versicherte ich den Eltern und rief selbst bei der Krankenkasse an. Als ich den zuständigen Sachbearbeiter nach einigen Minuten und zwei Runden durch die Warteschleife am Apparat hatte, bestätigte er mir die Absage. Auf meine Nachfrage, warum die Kosten nicht übernommen würden, konnte er mir keinen nachvollziehbaren Grund nennen: »Das ist einfach so, ich habe die Regeln nicht gemacht.« Also ließ ich mich mit jemandem verbinden, der die Regeln zumindest kennen musste: seinem Vorgesetzten. Auch das dauerte wieder ein wenig, inzwischen konnte ich die Warteschleifenmusik mitsummen. Immerhin bekam ich den Herrn schließlich an die Strippe, und er erklärte mir, dass die Sauger nicht im Leistungskatalog stünden, »und was da nicht drinsteht, ist nicht existent und deshalb auch keine Kassenleistung«. Ende der Diskussion. Leitung tot. Verblüfft legte ich auf. Nicht existent? Hatte er das ernst gemeint? Weder die Sauger noch die Fehlbildung der Lippen-Kiefer-Gaumenspalte waren sonderlich exotisch. Im Gegenteil. Schon eine schnelle Google-Suche liefert Dutzende Ergebnisse. Da musste ein Fehler vorliegen – oder schlicht Unlust seitens der Krankenkasse, im Leistungskatalog an die passende Stelle zu blättern.

Bewegung kam erst in die Sache, als ich einen Brief an die Kasse schrieb. In dem bezog ich mich auf das soeben geführte Telefonat und bat, mir mit Stempel und Unterschrift zu bestätigen, dass ich sie auf das Risiko hingewiesen hatte, dass ohne Sauger Nahrungsbrei fehlgeleitet und das Kind im schlimmsten Fall ersticken könnte. Die Aussicht darauf, für den Tod eines Kindes verantwortlich gemacht zu werden, schien zu wirken. Wenige Tage später hatten Amihans Eltern die Freigabe ihrer Krankenkasse im Briefkasten. Die Sauger wurden nun doch übernommen. »Im Zuge des Kulanzverfahrens«, wie es hieß.

Die kleine Amihan bekam von der Krankenkasse das, was ich als ihr Kinderarzt für richtig und notwendig hielt, beziehungsweise das, was meiner Meinung nach den versicherten Eltern zustand. Das ist aber nicht immer der Fall. Im Zweifel sitzen die Kassen am längeren Hebel. Sie können mittels Rabattverträgen mit Pharmafirmen bestimmen, welche Medikamente ich verschreiben muss. Und sie können Ausgaben, die sie bereits für meine Patienten getätigt haben, wieder von mir zurückfordern. Dann nämlich, wenn ihnen in meiner Dokumentation etwas zweifelhaft erscheint oder sie entdecken, dass ich etwas nicht schriftlich erfasst habe. Viele meiner Kollegen sind deshalb sehr vorsichtig und dokumentieren extrem sorgfältig. Das kann dazu führen, dass unsere jüngsten Patienten zwar eine durch die Kasse sicher abgedeckte Behandlung bekommen. Die ist aber nicht unbedingt optimal. Auf jeden Fall hat der Arzt jedoch einen höheren Zeitaufwand für die Dokumentation. Das bedeutet, entweder leidet die Therapie und damit die Gesundheit des Kindes, weil er an dieser Stelle Zeit sparen muss, oder die Wartezeit in der Praxis wird noch länger, da der Arzt mit Tippen statt Therapieren beschäftigt ist.

Grundsätzlich ist das Prinzip der gesetzlichen Krankenversicherung in meinen Augen dennoch ein gutes. Dort finden Kinder so viel Berücksichtigung wie in kaum einem anderen Bereich des Gesundheitswesens. Es gibt beispielsweise ein extra »Kinder-Budget«, das dazu dient, Leistungen zu übernehmen, die über den Anspruch von

Erwachsenen hinausgehen. Enthalten sind zum Beispiel zahnärztliche oder kieferorthopädische Behandlungen oder Schutzimpfungen.

In anderen Gebieten scheinen die Kassen dann aber doch wieder zu vergessen, dass Kinder eine andere Therapie als Erwachsene benötigen. Das fängt bei den Medikamenten an und hört bei den Hilfsmitteln noch lange nicht auf. Manchmal kollidieren die finanziellen Interessen der Kassen auch mit dem, was die behandelnden Kinderärzte für richtig und notwendig halten. Anders ist es nicht zu erklären, dass die Festbeträge für Kindermedikamente seit Jahrzehnten viel zu gering gehalten oder nach unten korrigiert werden. Zudem ist in der Abrechnung der Krankenkassen mit Kinderärzten nicht eingepreist, dass Kinder anders und vor allem öfter krank werden als Erwachsene. Hier funktioniert das bestehende Abrechnungssystem nicht befriedigend: Es sieht nämlich vor, dass jede Krankenkasse in jedem Quartal eine bestimmte Summe aus dem Gesundheitsfonds bekommt. In diesen gemeinsamen Geldtopf fließen sämtliche Beiträge aller Menschen, die bei einer gesetzlichen Krankenkasse versichert sind. Der Gemeinsame Bundesausschuss nimmt das Geld und verteilt es wieder zurück an die Kassen. Dabei orientiert er sich an bestimmten Bewertungsfaktoren. Einer davon ist zum Beispiel die Risikostruktur der Mitglieder. Das bedeutet, der Ausschuss geht davon aus, dass ältere

Menschen häufiger medizinische Unterstützung benötigen als andere Personengruppen. Deshalb bekommen Krankenkassen, unter deren Mitgliedern viele ältere Menschen sind, mehr Geld. Dass auch Kinder häufiger zum Arzt müssen, berücksichtigt der Ausschuss dagegen nicht. Dabei ist das sogar statistisch belegt: Rund 3,7- bis 4,3-mal pro Jahr sitzen Kinder bis 17 Jahren durchschnittlich im Wartezimmer, Erwachsene im Schnitt ungefähr 3-mal. Und hier sprechen wir nur von Arztkontakten, für die noch Leistungen abgerechnet werden können.

Trotzdem bekommen gesetzliche Krankenkassen, in denen viele Familien mit Kindern versichert sind, nicht ebenfalls mehr Geld. Das bedeutet, das Budget der Kasse reicht von vornherein nicht aus, um jeden einzelnen Besuch eines Kindes in meiner Praxis zu bezahlen. Gut für sie, dass sie das auch gar nicht muss. Pro Kind oder Jugendlichem kann ich nämlich pro Quartal nur einmal eine Quartalspauschale abrechnen. Für Kinder bis vier Jahren beträgt sie 25,86 Euro, ab dem 5. bis zum 18. Lebensjahr 16,32 Euro. Dabei ist es egal, ob der junge Patient einmal oder fünfmal zu mir kommt. Solange es das gleiche Quartal ist, gibt es für mich nur dieses eine Mal Geld. Hier hängt die Kassen-Kalkulation schief - aber nicht nur hier.

Denn das Budget, das die gesetzlichen Krankenkassen für die Kinderarztpraxen bekommen, orientiert sich immer am Vorjahr. Es handelt sich im Grunde also um eine Schätzung, was an Leistungen im jeweiligen Quartal anfallen wird. Das Problem: Stimmt die Schätzung nicht, zum Beispiel weil – wie Ende 2022 – die Zahl der Atemwegserkrankungen landesweit sprunghaft ansteigt, können die gesetzlichen Kassen das Budget nicht erhöhen. Es ist ja begrenzt. Das ist ein bisschen so, wie wenn ich in eine Kreuzung einfahre, ohne zu gucken, weil gestern ja auch keiner kam. Ein Unfall ist vorprogrammiert.

Und der kommt für die Kinder- und Jugendarztpraxen in Form finanzieller Einbußen. Wird das Kassenbudget knapp, bekommen sie ab einem bestimmten Zeitpunkt nicht mehr das volle Honorar für die erbrachten Leistungen. Es gibt nur noch einen Anteil, abgestaffelt nach Prozent.

Wollen niedergelassene Ärzte zum Quartalsende hin dennoch nicht für weniger oder gar umsonst arbeiten, haben sie zwei Möglichkeiten. Erstens: Seltener Leistungen zu erbringen, die über Pauschalen vergütet werden – je nach Fachrichtung sind das zwischen 50 und 90 Prozent. Das wiederum würde fast zwangsläufig bedeuten, dass die Ärzte weniger gesetzlich Versicherte annehmen und behandeln. Empörend aus Sicht der gesetzlich versicherten Patienten. Zweitens: Ab dem Zeitpunkt, ab dem ihre Leistungen nicht mehr voll vergütet werden, könnten sie gratis arbeiten oder sogar bewusst ein Minus in Kauf nehmen. Macht keiner? Falsch, zwischen 2009 und 2022 wurden mir in meiner Praxis erbrachte und abgerechnete Leistungen im Wert von 230.000 Euro nicht erstattet. In den letzten sieben Quartalen 2021–2022 waren es 72.000 Euro. Der Budgetierung sei »Dank«.

Wenn es dumm läuft, zahle ich sogar noch Geld an die Krankenkasse. Dann nämlich, wenn ich mich nicht an Regeln halte, die teilweise so kompliziert und bürokratisch sind, dass es schwierig ist, noch durchzusteigen. Eine Strafe wird zum Beispiel fällig, wenn wir in der Praxis nicht die entsprechende Technik installiert haben, um die Daten unserer Patienten abzugleichen, gegebenenfalls zu aktualisieren und an die jeweilige Krankenkasse zu übermitteln. Im Grunde machen die Praxen unterm Strich täglich einen Teil der Arbeit der Krankenkassen. Früher haben die Patienten nämlich direkt dort Änderungen durchgegeben und bekamen eine neue Karte mit den aktuellen Daten. Jetzt werden die Sachbearbeiter fürs Füßehochlegen bezahlt, während die Praxen für diese Zusatzarbeit nichts bekommen. Verweigern dürfen wir die Arbeit nicht, sonst werden uns 2,5 Prozent Honorar abgezogen. Im Grunde werden die Kinderarztpraxen also bestraft, wenn sie die Zeit, die ihnen zur Verfügung steht, in ihre Patienten investieren möchten. Und nicht in Gratisarbeit für die Krankenkassen.

Mir stellt sich ohnehin die Frage, wie sinnvoll ein Konglomerat an gesetzlichen Krankenkassen, wie es derzeit existiert, unter den aktuellen Umständen ist. Momentan gibt es 96 gesetzliche Krankenkassen, deutlich weniger als noch vor 30 Jahren. Aber noch immer zu viel, um wirtschaftlich zu arbeiten. Fast alle Kassenausgaben sind Pflichtleistungen. Das heißt, man bekommt bei jeder Kasse das Gleiche, es steht nur ein anderer Name drauf.

Statt 96 Vorständen ein sicherlich gutes Gehalt zu bezahlen, 96 Verwaltungsapparate zu finanzieren, 96-mal Geld für Mitgliederwerbung auszugeben und für das Controlling, um abgerechnete Leistungen der Kliniken, der Praxen, der Apotheken, der Heilmittelerbringer zu prüfen, würde doch auch eine gesetzliche Kasse für alle ausreichen. Statt Geld in Strukturen zu pumpen, die sich in jeder gesetzlichen Krankenkasse wiederholen - wäre es nicht sinnvoll, dieses Geld in die Gesundheit unserer Kinder zu investieren?

Teil 2: Woran das Gesundheitssystem krankt

Einreißen oder umbauen?

»Trotz allgemein guter Gesundheitschancen bleibt in Deutschland vielen Kindern das in der UN-Kinderrechtskonvention verbriefte ›erreichbare Höchstmaß an Gesundheit‹ verwehrt«, so urteilt der Kindergesundheitsbericht 2022 der Stiftung Kindergesundheit. In diesem Satz stecken zwei Informationen, die zentral für die Aussage dieses Buches sind: zum einen, dass Kinder ein Recht auf gute Gesundheit haben. Zum anderen, dass dies aktuell nicht erfüllt wird. Es hapert in allen möglichen Bereichen, von den Praxen über die Krankenhäuser bis hin zur Medikamentenversorgung.

Dabei sind Kinder in Deutschland quasi ab der Geburt krankenversichert, haben also theoretisch den gleichen Anspruch auf Versorgung wie ein gesetzlich versicherter Erwachsener. Eine solche Versicherung ist hierzulande Pflicht und Teil unseres Gesundheitssystems. Dieses Gesundheitssystem ist nicht von heute auf morgen am Reißbrett entstanden. Das, was wir heute kennen, ist über viele Jahrzehnte hinweg gewachsen, indem sich die Politik sowie verschiedene Berufs- und Interessensgruppen zusammengetan, ausgetauscht und Beschlüsse gefasst haben. Auch heute wächst und verändert sich unser Gesundheitssystem noch, denn in kaum einem anderen Bereich herrscht ein so großer Veränderungsdruck wie im Gesundheitswesen.

Einerseits sind immer neue Diagnose- und Therapieverfahren verfügbar, die berücksichtigt werden müssen. Andererseits verändert sich die Bevölkerungsstruktur und es gibt immer mehr Menschen, die es zu versorgen gilt: Weil wir immer älter werden, weil es mehr Zuwanderung gibt und weil seit 2011, dem niedrigsten Geburtenstand seit Kriegsende, wieder mehr Kinder auf die Welt gekommen sind. Es ist deshalb gut, dass unser Gesundheitssystem dynamisch ist. Allerdings kommt der behäbige Riese mit den heutigen Anforderungen nicht mehr mit.

Ich mag diesen Riesen. Auch wenn es im vorderen Buchteil anders geklungen haben mag. Unser Gesundheitssystem ist vom Grundsatz her eines der besten der Welt. Aber wir haben auch mannigfaltige Probleme, die einen Kollaps dieses Systems in naher Zukunft möglich erscheinen lassen. Seit vielen Jahren doktern verschiedenste

Gesundheitsminister daran herum, lassen Lobbyisten der einen oder anderen Seite alle möglichen Forderungen aus dem Sack. Bisher wurde wenig besser, weder für die Patienten noch für die Leistungserbringer, also für Ärzte, Pflegefachkräfte, Logopäden, Psychologen und andere.

Wird an einer Stellschraube gedreht, ächzen fünf Schrauben an anderer Stelle. Bekommen die Kassen vom Gesetzgeber Anspruch auf einen höheren Medikamentenrabatt, schimpfen Apotheken und Pharmaindustrie über sinkende Einnahmen. Sollen Patienten durch das elektronische Rezept Zeit und Wege sparen, erhöht sich der Aufwand für die Praxen, da die dafür nötige Technik hochkomplex ist und viel zu oft noch sehr holprig läuft. Datenbuckelpiste statt Datenautobahn.

Wäre demnach ein radikaler Schnitt notwendig? Der Zusammenbruch des Systems - und dann eine Neugestaltung von Grund auf? Ein Gesundheitsphönix aus der Asche eines Systems, das den Anschluss an die Anforderungen der heutigen Zeit verpasst hat?

Ich meine: Nein. Denn ich halte unser Gesundheitswesen grundsätzlich für funktional. Es lässt sich verbessern, ohne es zuerst komplett einzureißen. Zunächst einmal glaube ich an den Solidargedanken, dass der finanziell Stärkere für den finanziell Schwächeren eintritt. Das Prinzip ist absolut richtig. Jeder, der schwer erkrankt, soll die nötige Hilfe, die lebensrettende Operation, die notwendigen Medikamente, die ausreichende Unterstützung durch Pflegende, Heilmittelerbringer, Ärzte et cetera bekommen. Lediglich: Den Menschen zu vermitteln, dass es möglich sei, allen zu jeder Zeit die beste Versorgung zukommen zu lassen, wie es die Politik tut, halte ich für falsch und unehrlich.

Jede Leistung hat ihren Preis – und diesen immer und für alles und jeden zu bezahlen, geht allein aufgrund der Budgetdeckelung der gesetzlichen Krankenkassen nicht. Es gibt nicht genügend Ärzte, Pfleger, Schwestern und Medizinische Fachangestellte, um in Kliniken und Praxen jedes große, mittlere, kleine oder auch nur vermeintliche Problem zu lösen. Der Bereich der Kinder- und Jugendmedizin bildet hier keine Ausnahme. Würde man einen Graphen erstellen, der die Qualität der Versorgung in Relation zum zeitlichen Verlauf setzt, würde dieser Bereich sogar als Ausreißer nach unten abgebildet.

Wie es dazu kommen konnte, dass es in der Kinder- und Jugendmedizin allerorten an Ärzten zu fehlen scheint, an Pflegepersonal und an Zeit, hat verschiedene Gründe. Maßgeblich sind meiner Meinung nach drei:

- die langwierige, selektive Ausbildung zum Humanmediziner und Facharzt,

- mangelnde finanzielle Anreize sowie veraltete Honorierungssysteme für die Leistungserbringer und
- ein Digitalisierungsstand, der so hinterherhinkt, dass er eher Zeit kostet als einspart.

Studium und Ausbildung: Was lange währt ...?

Bildung ist Ländersache – und: »Die Länder pochen auf ihr Recht, aber aus dieser Pocherei besteht der Großteil ihrer Tätigkeit«, wie die *Süddeutsche Zeitung* im Dezember 2018 feststellte. In Bezug auf die Bildungspolitik bremst uns der Föderalismus aus, da jedes Bundesland, jede Landesregierung darin eine der wenigen Möglichkeiten sieht, sich dem Wähler gegenüber zu profilieren. Heraus kommt viel zu oft ein ruckeliges Hin und Her. Es gibt jede Menge Opportunismus, um die Wählergunst zu gewinnen oder zu halten – und wer gefallen will, der legt den Bürgern ein Plus in der Bilanz vor.

Gespart wird da, wo vermeintlich hohe Kosten entstehen. Und Studienplätze der Humanmedizin generieren hohe Kosten. Entsprechend wenige Plätze gibt es im

Vergleich zu anderen Studienzweigen. Zu wenige, meiner Meinung nach. Ich bin überzeugt, dass deutschlandweit die Anzahl der Medizinstudierenden um 30, vielleicht sogar um 50 Prozent pro Studienjahrgang erhöht werden müsste.

Sogar Bundesgesundheitsminister Karl Lauterbach ließ verlauten, er halte circa 5000 Ärzte mehr pro Jahr für notwendig, um den Bedarf zu decken. Dass immer mehr Ärzte in Teilzeit arbeiten, also mehr von ihnen gebraucht werden, um die gleiche Anzahl an Praxis- und Dienststunden abzudecken, wäre ein weiteres Argument dafür, die Menge an Studienplätzen in der Humanmedizin zu erhöhen.

Interessierte gäbe es genügend: Die Zentrale Vergabestelle für Studienplätze in Düsseldorf vermeldet im Durchschnitt drei bis vier Bewerber auf einen Medizinstudienplatz. Woran es scheitert, sind die Kosten, die es verursachen würde, die bestehenden Fakultäten zu vergrößern oder neue Fakultäten zu schaffen. Medizin ist im Vergleich zu anderen Studienzweigen teuer. Pro Jahr betragen die Grundmittel für einen Medizinstudienplatz fast 40 000 Euro, während es in Rechts-, Wirtschafts- und Sozialwissenschaften nur 6000 Euro sind. Die Unis, die Humanmedizin lehren, brauchen nämlich aufgrund der kleinen Seminargruppen mehr Personal, und auch eine sehr teure Ausstattung ist notwendig, zum Beispiel Labore, Möglichkeiten zur Forschung und Datenverarbeitung und klinische Kapazitäten, bestenfalls in Form einer Uniklinik. Das sind alles Dinge, die man nicht mal eben aufbaut – oder wieder abschafft. Soll heißen: Eine medizinische Fakultät bedeutet auch immer ein langfristiges Investment.

Die Bundesländer, die über die Anzahl an Studienplätzen entscheiden, sagen, sie müssten aufs Geld schauen. Die Hochschulen selbst zögern wohl aus dem gleichen Grund häufig, das Angebot an Medizinstudienplätzen zu erhöhen. Wie sonst ist es zu erklären, dass es auch mit einer zusätzlichen finanziellen Unterstützung von einigen Milliarden Euro durch den Bund, beispielsweise durch den Hochschulpakt und dessen Nachfolger, den Zukunftsvertrag »Studium und Lehre stärken«, nicht nennenswert mehr Medizinstudienplätze gibt?

Wie viel eine Hochschule an Geld bekommt, hängt auch davon ab, wie viele Menschen ihr Studium vor Ort antreten und zügig durchziehen. Wenn nun eine Hochschule mit den gleichen Mitteln deutlich mehr Studienplätze in Wirtschafts- oder Geisteswissenschaften schaffen kann, die obendrein eine kurzfristigere Investition bedeuten – warum sollte sie sich dann für Humanmedizin entscheiden?

Deshalb müsste es meiner Meinung nach für staatliche Hochschulen explizite Anreize dafür geben, mehr Medizinstudienplätze anzubieten. Zum Beispiel, indem selbige gezielt finanziell durch Bund und/oder Länder gefördert werden. Es müsste bei der Grundfinanzierung der Hochschulmedizin angesetzt werden und auch bei der Finanzierung der angeschlossenen Unikliniken. Es kann nicht sein, dass sich die Bundesländer über fehlendes Personal beschweren, über lange Wartezeiten und eine katastrophale Bettensituation auf den Kinderstationen und in den Notaufnahmen, gleichzeitig aber nicht gewillt sind, die Mehrkosten dafür zu tragen, dass sich an der Situation etwas ändert.

Bis diese Einsicht gereift ist, ist nur rund 10 000 per Auswahlverfahren handverlesenen Glücklichen pro Semester ein Studienplatz in Humanmedizin vergönnt. Im Idealfall schließen sie dieses Studium nach einer Regelstudienzeit von sechs Jahren mit dem Staatsexamen ab. Die Absolventen können dann eine Approbation beantragen, eine Art Prüfsiegel. Die ist notwendig, um als Arzt arbeiten zu können. Wer niedergelassen tätig werden möchte, zum Beispiel in einer eigenen Praxis für Kinder- und Jugendmedizin, muss außerdem eine Weiterbildung zum Facharzt absolvieren. Das geht nur an befugten Weiterbildungsstätten. Meist sind dies Kliniken beziehungsweise bestimmte Fachabteilungen in Kliniken, die sich an die Weiterbildungsordnung der Ärztekammer des jeweiligen Bundeslandes halten müssen. Natürlich sind die alle unterschiedlich. Das bedeutet, wer innerhalb der Weiterbildung die Ärztekammerbereiche wechselt, hat nicht nur einen erheblichen bürokratischen Aufwand mit der Ab- und Anmeldung, sondern muss auch darauf achten, dass die Weiterbildungszeugnisse, die er schon erhalten hat, relevant für die Weiterbildungsordnung im neuen Bundesland sind. Sonst heißt es eventuell: Extrarunde drehen.

Eine Facharztausbildung zum Kinder- und Jugendmediziner dauert fünf Jahre, in denen je nach Weiterbildungsordnung verschiedene Inhalte durchlaufen werden (sollten) und auf vielen Stationen das ärztliche Handwerk in all seinen Schattierungen erlernt wird.

Für die kommenden Generationen an Fachärzten wird dies möglicherweise der erste echte Kontakt mit einem Kind sein! Denn in den Plänen zur neuen Approbationsordnung, die im Juni 2023 bekannt wurden, ist Kinder- und Jugendmedizin nicht mehr Teil des klinischen Pflichtunterrichts im Medizinstudium, dem ambulanten Pflicht-Praktikum oder dem Praktischen Jahr. Kinder- und Jugendmedizin wäre dann nur noch ein nicht prüfungsrelevantes Wahlfach – das Anwärter zum Pädiater hoffentlich belegen. Eine Voraussetzung, um später die Facharztausbildung im Bereich Kinder- und Jugendmedizin machen zu können, wäre dies nämlich nicht.

Eigeninitiative ist auch in der Weiterbildung selbst gefragt. Denn die regelhaft angedachten Gespräche mit seinem Weiterbildungsverantwortlichen oder mit dem Chefarzt fallen meist aus, weil selbiger dank wachsender Bürokratie und einsparungsbedingt schwindendem Personalbestand zu beschäftigt ist. So müssen die jungen Facharztanwärter in der Lebensrealität sehr oft selbst zusehen, wie sie das nötige Wissen für den Weg zum guten Facharzt ansammeln. Oftmals besteht dieses »Wie« in Überstunden und einer guten Portion »Trial and Error«. Auf den Kinderstationen dieses Landes gibt es zunehmend weniger routinierte Ärzte und Pflegekräfte – auch wenn Eltern das verständlicherweise nicht hören möchten.

Wenn man die erste Intubation beim Baby oder die erste Lumbalpunktion beim Kind nicht verpassen möchte, weil diese Erfahrung durchaus nützlich für die spätere Berufstätigkeit sein könnte, ist man eben da, wenn es so weit ist, dass der Schlauch gelegt oder die Flüssigkeit aus der Wirbelsäule entnommen wird.

Und »so weit« ist es häufig nicht in der regulären Arbeitszeit, sondern dann, wenn eigentlich schon Feierabend ist. Zwar gilt mittlerweile eine gesetzliche 40-Stunden-Woche für angestellte Ärzte in Kliniken. Doch da auch ein Weiterbildungsvertrag in den meisten Fällen befristet ist, hat derjenige schlechte Karten für eine Verlängerung, der nach Ableistung der Vertragsstunden nach Hause geht. Zumal der jeweilige Chefarzt dem

Nachwuchs in der Facharztausbildung bescheinigen muss, dieses und jenes gelernt, über bestimmte Stationen rotiert oder erforderliche Untersuchungen in festgelegter Anzahl auch selbst durchgeführt zu haben. Tut er das, wenn der Facharztanwärter für den Chefarztgeschmack nicht oft oder lange genug da ist? Auch hier sind junge Ärzte erpressbar.

Ein solches Abhängigkeitsverhältnis, gepaart mit langen Arbeitstagen, Schichtarbeit, schwer greifbaren Ansprechpartnern und fehlender Routine – sprich: mehr Zeitbedarf für Diagnose und Behandlung und damit längere Wartezeiten –, bedeutet für die angehenden Fachmediziner vor allem eins: eine Menge Stress.

Diesen durch eine Teilzeittätigkeit zu entschärfen ist durchaus möglich, und es ist auch üblich. Allerdings verlängert sich dadurch auch die Ausbildungsdauer, während der das Gehalt nicht üppig ist, es verkürzt sich später die Spanne im gewünschten Facharztberuf – und die Kinder müssen länger auf »ihren« Kinderarzt warten.

Natürlich: Wer so ins eiskalte Wasser geworfen wird, der lernt. Dieser Lernprozess ist jedoch nicht immer ein positiver, sondern überfordert mitunter auch. Definitiv verläuft der Einsatz der angehenden Fachärzte aber in sehr vielen Fällen unstrukturiert. Das muss man aushalten. Und entscheidet man sich nach der Facharztausbildung für die ambulante Tätigkeit, geht das Lernen wieder von vorn los. Eine Phase in der ambulanten Versorgung, in einer niedergelassenen Praxis, ist nämlich in der Ausbildung nicht vorgesehen. Vieles, was ich später in meiner Praxis benötigte, wurde mir in den fünf Jahren Weiterbildung gar nicht oder kaum vermittelt. Ich wage zu behaupten, das ist auch heute oft noch so.

Es ist also keine Übertreibung zu behaupten, dass der Weg vom Abitur bis zum Facharzt lang und steinig ist und einiges an Stressresistenz erfordert. Wer nicht frustriert und überfordert aussteigt, braucht vom Studienbeginn bis zum Jobeinstieg gute zwölf Jahre. Das bedeutet: Selbst wenn die Länder noch in diesem Jahr mehr Studienplätze für Humanmedizin schaffen würden, würde es über ein Jahrzehnt dauern, bis entsprechend mehr Kinderärzte zur Verfügung stünden. Und das sind dann nicht unbedingt die, die sich am besten für den Job eignen, sondern die, die am besten auswendig lernen können und Stress gut aushalten.

Die Sache mit dem lieben Geld

Wir brauchen gut ausgebildetes Fachpersonal, vor allem im Bereich der Kinder- und Jugendmedizin. Je jünger die Patienten, desto schwerer können sie ausdrücken, wie sie sich fühlen oder was ihnen wehtut. Umso wichtiger ist es, dass die Kinderkrankenschwester weiß, worauf sie achten muss – und dass sie Zeit hat, um das Kind zu beobachten, sich mit ihm zu beschäftigen. Es ist wichtig, dass der Kinderarzt nicht von Bett zu Bett hetzt, sondern auch mal ein nettes Wort verlieren oder den Eltern verständlich erklären kann, was mit ihrem Kind los ist. Aufzurechnen, wie viel Zeit pro kleinem Patienten sich maximal noch rentiert, ist fatal. Wenn auch nur einer von vielen Rechenfehlern im Bereich der Kinder- und Jugendmedizin.

Los geht es bei Ärzten, die selbstständig in einer Praxis tätig sind. Bei ihnen erfolgt die Abrechnung anders als bei fest angestellten Kollegen im Krankenhaus, die ein festes Monatsgehalt bekommen.

Bis zur Entbudgetierung der Kinderärzte zum 1.4.2023 erhielten niedergelassene Kinderärzte ihre Honorare vorwiegend aus der morbiditätsbedingten Gesamtvergütung (MGV), einem gedeckelten Kassen-Budget für die Behandlung von Krankheiten. Ein kleinerer Teil stammt aus der extrabudgetären Gesamtvergütung (EGV), die im kinderärztlichen Bereich Vorsorgeuntersuchungen und Impfungen umfasst, die immer und in vollem Umfang bezahlt werden.

Diese Trennung und vor allem die Deckelung der größten Einnahmequelle ist notwendig, weil die Beitragseinnahmen der gesetzlichen Krankenkassen nicht unendlich sind. Darum ging es ja weiter vorn im Buch schon kurz. Für alle anderen Fachgruppen gilt diese Regelung weiter.

Wie viel es an wen zu verteilen gibt, das legt die Kassenärztliche Bundesvereinigung im Einheitlichen Bewertungsmaßstab (EBM) fest. Der EBM enthält fünfstellige Abrechnungsziffern, in denen die jeweiligen Leistungen beschrieben sind. Das kann man sich wie einen riesigen Setzkasten mit unterschiedlichen Fächern vorstellen. Im Fachjargon heißt dieser Setzkasten Regelleistungsvolumen (RLV). Jeder Abrechnungsziffer des RLV ist primär ein Punktwert für die Leistung hinterlegt, sekundär ein Euro-Wert, soll heißen: Die Praxis rechnet Punkte ab und bekommt einen fluktuierenden Gegenwert in Euro von der Krankenkasse.

Wie hoch das Budget für die jeweilige Praxis ist, also wie viel ein Arzt an Leistungen voll abrechnen kann, wird dem Arzt in einem Regelleistungsbescheid mitgeteilt. Darin wird beschrieben, wie viele Patienten (Fallzahl) er mit einem bestimmten Euro-Fallwert bezahlt bekommt.

Die praxisindividuelle Patienten-Fallzahl ist immer die des gleichen Vorjahresquartals. Der Fallwert richtet sich nach den Ausgaben im Vorjahr. Haben alle Ärzte einer Fachgruppe viel gearbeitet, sinkt der Fallwert, war es in der Praxis ein Jahr zuvor ruhig, dann steigt der Fallwert.

Das Problem: Stimmt die Schätzung nicht, schauen die Arztpraxen in die Röhre.

Was dann passiert, nennt sich begrenzte Auszahlung und bedeutet, dass die erbrachten Leistungen nicht voll vergütet werden. Ob und wie viel abgezogen wird, ist von Bundesland zu Bundesland verschieden. In Berlin erhielten die Kinder- und Jugendärzte beispielsweise in den vier Quartalen 2022 laut individueller KV-Abrechnung nur circa 82 Prozent der erbrachten Leistung auch ausbezahlt. Für die einzelne Praxis kann die Differenz noch größer sein, da sehr fallzahlstarke Praxen nicht automatisch mehr Geld bekommen. Mehrarbeit lohnt sich unter diesen Umständen nicht, zumindest nicht finanziell. Warum sollte sich ein junger Arzt mit einer Praxis für Kinder- und Jugendliche selbstständig machen, wenn die Wahrscheinlichkeit hoch ist, dass er zumindest einen Teil des Jahres für weniger bis gar kein Honorar arbeitet? Niederlassung, besonders im zeit- und kostenintensiveren Pädiatriebereich, lohnt sich immer weniger beziehungsweise hat sie sich vor der Entbudgetierung immer weniger gelohnt.

Sehr wohl lohnt sich Mehrarbeit dagegen für Krankenhäuser. Denn die weiter vorn bereits beschriebene Fallpauschale zahlen die Kassen pro Behandlung aus. Allerdings freuen sich darüber am meisten die Verwaltungsdirektoren der Krankenhausträger, in ihren Büros fernab der Kinderkrankenstationen. Die Kinderkrankenschwestern und Hebammen, die sich für die kleinen Patienten abschuften, haben wenig davon. Mit im Schnitt plus/minus 3500 Euro brutto sind die Gehälter in der Kinderkrankenpflege zwar höher als beispielsweise in der Altenpflege. Weit kommt man damit trotzdem nicht, angesichts von Mietpreisen von 20 Euro pro Quadratmeter oder mehr in Großstädten. Hebammen bekommen laut Tarifvertrag im Mittel etwa 3700 Euro brutto. Wer als freiberufliche Hebamme Geburtshilfe in einem Geburtshaus oder bei Hausgeburten leistet, muss eine Berufshaftpflichtversicherung abschließen. Geschieht dies über den Beitritt zum Gruppenhaftpflichtversicherungsvertrag des Deutschen Hebammenverbands e.V., zahlen Hebammen eine Jahresprämie. Diese hat sich im Jahr 2022/23 mittlerweile auf mehr als 11 000 Euro vervielfacht – bei einer Vergütung von circa 400 bis 800 Euro pro Geburt, je nach Einsatzort und -umständen.

Bei Medizinischen Fachangestellten beginnt der Einstiegstarif bei circa 2200 Euro brutto. Und selbst an diese mageren Tariflöhne binden sich viele Praxen nicht. Dies allerdings häufig weder aus Geiz noch aus Berechnung, sondern weil es nicht anders geht. Die Gehälter der MFA werden nämlich über die Praxishonorare von den Kassen bezahlt. Zum Januar 2023 stieg der Orientierungspunktwert, mit dem die medizinische Leistung bezahlt wird, um knapp 2 Prozent, der MFA-Tariflohn jedoch um 8 Prozent. Das bedeutet, die notwendige Refinanzierung der MFA-Gehälter über die Praxishonorare fehlt. Wer nach Tarif bezahlt, zahlt über kurz oder lang drauf. Hier muss dringend nachgebessert werden!

Denn schon heute fehlen in den Praxen viele MFA, sie gehen in Rente, werden schwanger, wechseln den Beruf oder Arbeitgeber. Neue MFA zu finden ist schwer bis unmöglich. Der Markt ist leergefegt. Die Bundesagentur für Arbeit zählt Medizinische Fachangestellte zu den beschäftigungsstärksten Engpassberufen. An entscheidenden Ecken des Gesundheitssystems gibt es nicht genug Geld für fachkundiges Personal. Und nachvollziehbarerweise immer weniger Fachkräfte, die bereit sind, für vergleichsweise wenig Gehalt viel Stress und Druck auszuhalten.

Sehr genau rechnen müssen auch die Apotheken. Die bekommen für ein eingelöstes Medikamentenrezept nämlich immer nur um die 8,35 Euro Honorar. Egal ob es sich um ein Bagatellpräparat wie Nasentropfen, Fieber- oder Hustensaft handelt oder ein günstiges Generikaprodukt oder ein hochpreisiges Hightech-Medikament. Diese Regelung hat Gesundheitsministerin Ulla Schmidt noch im letzten Jahrtausend eingeführt. Wie dieser Erlass zustande kam, hat sich mir bis heute nicht ganz erschlossen, ich vermute, eine Triebfeder war Angst: die Angst, dass die Apotheken Ärzte dazu überreden würden, möglichst nur hochpreisige Medikamente zu verschreiben, wenn sie einen prozentualen Anteil am Medikamentenpreis erhielten, daran also mitverdienten. Das wäre ein Sprengsatz für die Krankenkassenbudgets gewesen, die dieses Apothekenhonorar bezahlen. Von dem festgeschriebenen Apothekenaufschlag müssen die Apotheken den Krankenkassen pro abgegebenem Medikament einen Abschlag gewähren, wenn die Kasse die Rechnung innerhalb von zehn Tagen begleicht. Dieser Abschlag hat sich Anfang 2023 von 1,77 auf 2 Euro für Medikamente ohne Festbetrag erhöht. Für solche mit Festbetrag bemisst er sich an selbigem. Die Folgen zeigen sich bereits merklich: Immer mehr Apotheken schließen, 393 waren es laut Apothekenverband ABDA im Jahr 2022, so viele wie noch nie innerhalb eines Jahres. Wenn die leistungsgerechte Bezahlung der Apotheken nicht erfolgt, wird das Apothekensterben weitergehen.

Digitalisierung: Willkommen im Entwicklungsland

Nicht zuletzt fordert auch die fortschreitende, aber oftmals nur unzureichend umgesetzte Digitalisierung ihren zeitlichen (und nervlichen) Tribut ans Gesundheitswesen. Mit der Folge, dass weniger Zeit für die Diagnose und Behandlung der Kinder und Jugendlichen bleibt, sie länger warten müssen oder beides. In Kinderarztpraxen heißt das Stichwort des Grauens TI – Telematikinfrastruktur. Die Datenautobahn des Gesundheitswesens, wie es die Kassenärztliche Bundesvereinigung ausdrückt. Das Datennirvana, wie ich es sehe. Grundsätzlich ist der Gedanke durchaus gut, die Kommunikation zwischen Ärzten, Krankenhäusern et cetera mittels digitaler Strukturen zu beschleunigen und zu vereinfachen. Allerdings gibt es auf dieser Autobahn derzeit noch viele Schlaglöcher und Baustellen, die zum Bremsen zwingen.

Zum Beispiel, wenn Krankenkassenkarte und TI nicht zusammenpassen. Theoretisch ist es so, dass ein Konnektor genanntes Gerät eine Verbindung zur jeweiligen Krankenkasse aufbaut. Sobald die Karte eingeführt wird, bekommt die Praxis Einsicht in die Patientendaten und kann, wenn nötig, Änderungen vornehmen. Theoretisch. Akzeptiert das Gerät die Karte nicht, zum Beispiel, weil sie abgelaufen ist oder die Beiträge nicht bezahlt wurden, muss die Praxis die Leistung entweder privat abrechnen, auf Kulanz behandeln oder bei der Krankenkasse anrufen, die dann mit etwas Glück für den Patienten per Fax (!) bestätigt, dass dieser dort noch versichert ist. Das kostet viel Zeit.

Alternativ kann es passieren, dass eine Karte zwar gültig, weil neu ausgestellt ist, aber die Kasse bei der Neuausstellung den Chip verändert hat, ohne ihn mit den gängigen Auslesesystemen der Gematik zu testen. Das ist die Nationale Agentur für Digitale Medizin, die die Gesamtverantwortung für die Telematikinfrastruktur trägt. Inzwischen gibt es ganze Foren im Internet, in denen Ärzte sich über die Probleme mit der TI austauschen. Von »Kennt jemand das Problem und hat eine Lösung« bis »Das bewegt sich im Bereich des Erfüllungsbetrugs«, gefolgt von einer Klageandrohung, ist alles dabei.

Kein Wunder, denn passen Karte und Konnektor nicht zusammen, stürzt der angebundene Computer ab – und mit ihm alle anderen im Netzwerk verbundenen. Während alles wieder gemütlich neu hochfährt, liegt der Praxisbetrieb mehr oder weniger auf Eis. Wir können weder einen neuen Patienten einlesen noch Rezepte ausdrucken noch Termine vergeben. Das mögen Minuten sein, aber die sind extrem wertvoll, wenn das Wartezimmer aus allen Nähten platzt.

Selbst wenn das mit den Karten alles einigermaßen läuft, kann man den Konnektor nicht auf unbestimmte Zeit einfach Konnektor sein lassen: Das Gerät muss nämlich für die sichere Verbindung zur Krankenkasse alle fünf Jahre ausgetauscht und gegebenenfalls der Anbieter gewechselt werden. Egal ob der Konnektor noch funktioniert oder nicht, nach fünf Jahren wird er abgeschaltet. Der Anbieter der Technik möchte ja am Neukauf verdienen. Ich habe im März 2023 einen neuen Konnektor installiert und bei dieser Gelegenheit die Firma gewechselt, weil das bisherige Gerät mich zu viel Zeit und Nerven gekostet hat. Für den abgebauten alten Konnektor, der wohlbehütet im Schrank steht, zahle ich noch ein Jahr lang monatlich dreistellige Wartungsgebühren. All das bedeutet einen Aufwand, den ich als Kinderarzt betreiben muss, aber nicht über die Krankenkassen als Praxisleistung abrechnen kann. Und es bedeutet Zeit, die mir bei der Behandlung meiner Patienten fehlt. Wir Ärzte sind nicht gegen moderne Computertechnik und schnelle Datenverarbeitung. Sie sollte aber einfach und unkompliziert sein.

Ein Appell an Sie, liebe Eltern

Ich wünsche niemandem, dass das eigene Kind krank wird. Aber Kinder werden krank. Oft. Wenn Eltern dann in Berührung mit dem Gesundheitssystem kommen, werden sie schnell feststellen: Hier herrscht eine Wirklichkeit, in der vieles kollidiert. Die Höhe der finanziellen Mittel für das Gesundheitswesen kollidiert mit der Menge an Fachkräften und Krankenhausbetten, die eigentlich benötigt werden. Die Illusion eines vereinfachten Arbeitsalltags dank der Digitalisierung kollidiert mit unausgereiften Technologien und reihenweise Systemabstürzen. Die theoretischen Annahmen, die der Gesetzgebung im Gesundheitsbereich zugrunde liegen, kollidieren mit den tatsächlichen Gegebenheiten. Und es kollidieren eben auch die Ansprüche und Erwartungen besorgter Eltern mit den Kapazitäten einer durchschnittlichen Kinderarztpraxis.

Viele der Probleme, die wir aktuell in der Kinder- und Jugendmedizin haben, müssen der Gesetzgeber, das Bundesgesundheitsministerium und die Regierungen der Bundesländer lösen. Jahrelang haben sie die Warnungen ignoriert, die Risse im System der Pädiatrie nicht sehen wollen. Es war immer eine andere Lobby lauter, ein anderes Thema im Wahlkampf wichtiger. Die »da oben« müssen endlich tätig werden. Schnell. Das steht außer Frage.

Doch auch Sie, liebe Eltern, können dazu beitragen, dass im Gesundheitswesen die Situation für unsere Kinder ein wenig besser wird. Und zwar deutlich unmittelbarer, als es der Politik jemals möglich wäre.

Sie müssen wissen: Der erste Entwurf dieses Buches war sehr faktenbasiert. Ich habe versucht, alles differenziert zu sehen, alle Aspekte zu beleuchten, möglichst viele Zahlen und Daten anzuführen. Das kann man machen und muss es in bestimmten Kontexten auch. Aber dann wären Sie vielleicht gar nicht bis hierhin gekommen. Weil sie sich gefragt hätten, was diese ganzen Daten und Zahlen mit ihrem Kind zu tun haben. Ich bin weder Analyst noch Politiker noch Funktionär. Ich bin ein Kinderarzt, der die Schieflagen in der Kindergesundheit schon seit zwei Jahrzehnten jeden Tag mitbekommt. Deshalb habe ich beschlossen, lieber das zu schreiben, was ich denke. Was Sache ist in meinem Berufsalltag. Damit Sie vielleicht ein wenig besser verstehen, warum manche Dinge sind, wie sie sind. Dinge, die Sie vermutlich selbst schon erlebt haben, wenn Sie mit Ihrem Sohn oder Ihrer Tochter zum Arzt mussten oder ins Krankenhaus. Anstatt neutral und differenziert immer jede Ecke und Sichtweise zu beleuchten, wollte ich Ihnen zeigen, wie schnell auch Sie und Ihre Kinder von den Unzulänglichkeiten und Mängeln unseres Gesundheitswesens betroffen sein könnten. Denn ich brauche Ihre Hilfe. Wir alle, die wir im Bereich der Kinder- und Jugendgesundheit arbeiten, brauchen Ihre Hilfe.

Ich bitte Sie, gehen Sie nicht mit jeder Bagatelle zum Arzt. Nicht hinter jedem kleinen Symptom, hinter jedem Wehwehchen steckt eine ernsthafte Erkrankung. In der Kinder- und Jugendmedizin bessert sich erfahrungsgemäß die Mehrzahl der Symptome oder der Krankheiten von allein, ohne Vorstellung in der Praxis. Immer weniger Eltern scheinen einschätzen zu können, welche Beschwerden harmlos sind, geschweige denn scheinen sie zu wissen, was sie selbst bei Banalitäten wie einer simplen Erkältung tun können, um ihrem Kind zu helfen. Ich vermute, dass dieses Phänomen auch darauf zurückzuführen ist, dass sich die Gesellschaft immer weiter individualisiert. Großeltern, deren Ruhe und Hausmittelkenntnis, fehlen ebenso wie jemand, der im Zweifel bei einem kranken Kind zu Hause bleibt. Heute soll das Kind möglichst schnell wieder

»funktionieren«, da beide Eltern zur Arbeit müssen. Es gibt Tage in meiner Praxis, an denen wirklich kein von den Eltern in Sorge vorgestelltes Kind meine Expertise benötigt, eventuell abgesehen von bürokratischen Formalismen wie dem Betreuungsschein für den jeweiligen Arbeitgeber. Je tiefer die Hemmschwelle für einen Besuch in der Praxis ist (keine Gebühr, keine unmittelbaren Kosten), desto mehr Eltern werden mit Kleinigkeiten vorstellig und umso unmöglicher wird es sein, mit sinkenden Kapazitäten die steigenden Anforderungen zu erfüllen.

Auch wenn es sich hart anhören mag: Eine Kinderarztpraxis ist keine Wohltätigkeitsorganisation. Sie muss, auch aufgrund der momentan geltenden Regelungen, straff organisiert und durchkalkuliert sein. Wir müssen pragmatisch arbeiten, um wirtschaftlich zu bleiben. Ob uns Ärzten und Ihnen das gefällt oder nicht.

Meine Kollegen und ich, wir möchten Kindern und Jugendlichen helfen. Sonst hätten wir uns nicht durch mindestens zwölf Jahre Studium und Facharztausbildung gebissen. Wir möchten und müssen aber auch mit unserem Beruf, mit unserer Praxis Geld verdienen, von dem wir und unsere Mitarbeitenden (gut) leben können. Und das geht nicht, wenn unser Wartezimmer überquillt, weil Anna-Chiara zum dritten Mal da ist, weil ihre Nase noch läuft. Sie merken, manchmal bin ich nicht nett, sondern direkt. Denn mein Beruf ist fordernd. Gelegentlich auch wegen des Verhaltens der kleinen Patienten oder ihrer Eltern.

Denn neben mangelndem Wissen und überbordender Sorge ist ein guter Teil dieser Entwicklung in der Kinder- und Jugendmedizin in meiner Wahrnehmung auch der Versicherungsmentalität unserer Gesellschaft geschuldet. Wer seinen prozentualen Beitrag zur Krankenkasse entrichtet hat, glaubt, unbegrenzt Leistungen dafür in Anspruch nehmen zu können, um »etwas für sein Geld zu bekommen«. Ein wenig mehr gelebte Solidarität und mehr gesunden Menschenverstand hielte ich oftmals für angemessen.

Es stimmt nicht, dass hier eine privilegierte Berufsgruppe übertrieben Radau macht, um Aufmerksamkeit und bestenfalls noch eine Schippe mehr Geld zu bekommen, in dem sie – so die gern geäußerte Annahme – ohnehin schwimmt. Es geht vielmehr um die Sicherheit von Kindern und Jugendlichen, um die Gesundheit der nachfolgenden Generationen.

Nutzen Sie Kliniken und deren Rettungsstellen nicht als Ersatzpraxen. Die aktuelle Debatte um eine Gebühr für die ungerechtfertigte Nutzung der Kindernotaufnahme zeigt: Hier läuft etwas so, wie es nicht laufen sollte. Die Wartezimmer der Rettungsstellen sind gefüllt mit Eltern, deren Kinder dort eigentlich nicht hingehören. Wenn es in der angestammten Kinderarztpraxis voll ist, die Wartezeit lang oder am Wunschtag kein Termin möglich ist, wird die Notaufnahme eben als Ersatzpraxis genutzt. Gern auch am Wochenende, wenn die Eltern nicht arbeiten müssen. Diese Gründe sind jedoch nicht zwingend, um in der Rettungsstelle einer Kinderklinik vorstellig zu werden. Denn wie der Name vermuten lässt, ist eine Notaufnahme für Notfälle gedacht. Die sind selbst bei Kindern eher die Ausnahme. Wenn es jedoch einen gibt, sind dafür ungleich weniger Kapazitäten vorhanden, auch da sich Bagatelle an Bagatelle reiht und ebenfalls ein Anspruch auf die Zeit des Fachpersonals geltend gemacht wird. Gleiches gilt für die Inanspruchnahme des allgemeinen kassenärztlichen Notdienstes, des kinderärztlichen Notdienstes oder der Bereitschaftsdienstpraxen.

Nur weil eine Kinderklinik an den Rettungsstellen oder Patientenaufnahmen Ärzte, Schwestern, Medizinisches Fachpersonal, vielschichtige Sofort-Untersuchungen wie Blutkontrollen oder Sonographien bereithält, müssen Kinder dort nicht auf Eigeninitiative der Eltern vorgestellt werden, in der Hoffnung, »an der Praxiswarteschlage vorbei« schnellstens eine Antwort auf ein medizinisches Problem zu bekommen. Die Rettungsstellen sind für akut zu behandelnde und schwere Krankheitsfälle da. Das sollte respektiert werden, denn, Hand aufs Herz, liebe

Eltern, möchten Sie sich im Notfall in der Klinik hinten anstellen, weil bei klein Peter der Mückenstich entzündet ist? Wohl eher nicht.

Genauso wenig braucht klein Peter einen Krankentransport. Klar gibt es Notfälle bei Kindern und Jugendlichen. Da verbrüht sich ein Kind massiv, hat einen anhaltenden Krampfanfall, der Stoffwechsel eines diabetischen Kindes entgleitet und es wird ohnmächtig. Hier ist schnelle Hilfe nötig, keine Frage.

Was aber, wenn Eltern die 112 anrufen, weil das Kind seit zwei Tagen Fieber um 40 °C hat, wenn es zweimal erbrochen hat, wenn der Dreijährige gegen einen Schrank gerannt ist? Muss es dann der Sanitätswagen sein?

Die Kosten für einen Krankentransport in Berlin liegen zwischen 300 und 400 Euro, der bundesweite Schnitt dürfte ähnlich sein. Auf diesen Kosten bleiben die Eltern sitzen, wenn kein Notfall vorliegt. Dennoch werden in meinen Diensten im kassenärztlichen Bereitschaftsdienst häufiger Kinder in Begleitung der Feuerwehr vorstellig, obwohl sich bei der Übergabe durch selbige kein wirklicher Grund zur akuten Vorstellung durch einen fahrenden Notdienst eruieren lässt.

Gleichfalls erwarten die Eltern, dass ihr Kind nach dem Notfalltransport an der Warteschlange vorbei sofort behandelt wird, und werden unwirsch, wenn sich dieser Wunsch nicht erfüllt.

Bitte machen Sie sich bewusst, dass die Inanspruchnahme des fahrenden Notdienstes für nicht dringliche Fälle Ressourcen bindet, die an anderer Stelle für wirklich lebensgefährdete Menschen, darunter natürlich auch Kinder, fehlt. Bei aller Sorge um ihr Kind appelliere ich deshalb an Sie: Schalten Sie den gesunden Menschenverstand ein. Nehmen Sie Rücksicht. Bleiben Sie in Ihren Erwartungen realistisch. Das erspart viel Frust und Nerven.

Vielleicht haben Sie an manchen Stellen dieses Buches den Kopf geschüttelt und gedacht: »Jetzt übertreibt er aber.« Ich wünschte, es wäre so. Es stimmt, ich schildere hier meine persönliche Sicht der Dinge. Ich schreibe subjektiv. Aber ich schreibe von Geschehnissen, die so passiert sind. Von Erfahrungen, die ich selbst oder mein Umfeld gemacht haben. Die Situation ist ernst.

Die Gefahr, dass das medizinische System in der Kinder- und Jugendmedizin kollabiert, ist evident. Es gibt zu wenig Betten, zu wenig Ärzte und Fachkräfte, zu wenig Medizin. Seit Jahren. Und seit Jahren ist nichts passiert, was diesen Zustand aufgehalten oder nennenswert verbessert hätte. Warum also Samthandschuhe anziehen, statt einfach mal zu sagen, was ist?

Ich bin von der Politik massiv enttäuscht, die noch immer zu glauben scheint (oder uns vormachen will), dass irgendein Reförmchen jetzt noch etwas geraderücken könnte. Wir reden über Versäumnisse der letzten 25 Jahre. Was wir brauchen, ist ein echter Systemwechsel in der Medizin. Gesundheit und Kapitalismus – das sind zwei Dinge, die nicht zusammengehen. Solange unser medizinisches System marktwirtschaftlich organisiert ist, so lange wird es keinen Ausweg geben. Deshalb werde ich laut sein. Und drastisch. Erheben Sie Ihre berechtigten Forderungen. Für Ihre Kinder!

Es muss Rahmenbedingungen geben, innerhalb derer eine effektive Hilfe möglich ist, ohne dass die Strukturen überlastet werden – oder die Menschen, die innerhalb dieser Strukturen arbeiten. Ja, wir haben Leitplanken, die momentan die Richtung vorgeben. Doch die sind so alt und verrostet, dass sie drohen, unter den heutigen Anforderungen an Kinder- und Jugendmedizin zusammenzubrechen. Der Rangierraum wird immer enger, die Möglichkeiten begrenzter, die Risiken höher.

Wie sollen fundierte Diagnosestellungen und individuell passende Therapien möglich sein, wenn zu wenig Fachpersonal zu viel Bürokratie stemmen muss? Wenn auf Medikamente ausgewichen werden muss, die zu hoch dosiert sind, weil schlicht nichts Passendes verfügbar ist? Wenn Kinder Hunderte von Kilometern durchs Land gefahren werden müssen, um ein freies Bett zu bekommen?

Es ist noch nicht zu spät, um das Ruder herumzureißen. Um den Öltanker Gesundheitssystem zu wenden. Aber nur, wenn wir gewachsene Strukturen und ebenso uns selbst hinterfragen. Wenn wir lange genug laut genug sind; wenn wir nicht aufhören, das anzusprechen, was schiefläuft; wenn wir einfordern, dass sich etwas ändern muss, weil Kinder eben keine kleinen Erwachsenen sind. Dann, ja dann haben wir eine Chance. Um etwas zu verändern, müssen Sie kein Experte in Sachen Gesundheitswesen sein. Wir kennen die zahlreichen Probleme, wir müssen gute Lösungswege finden. Es genügt unser gesunder Menschenverstand. Schalten wir ihn ein. Ich zähle auf Sie.

Über den Autor

Steffen Lüder ist Facharzt für Kinder- und Jugendmedizin in Berlin und führt seit 2008 die nunmehr letzte Kinderarztpraxis in Berlin-Neu-Hohenschönhausen. Zudem leistet er ehrenamtlich Notdienst in der Kinderrettungsstelle einer Berliner Klinik.

Register

Mit Dank an Jutta und Hermann Lüder

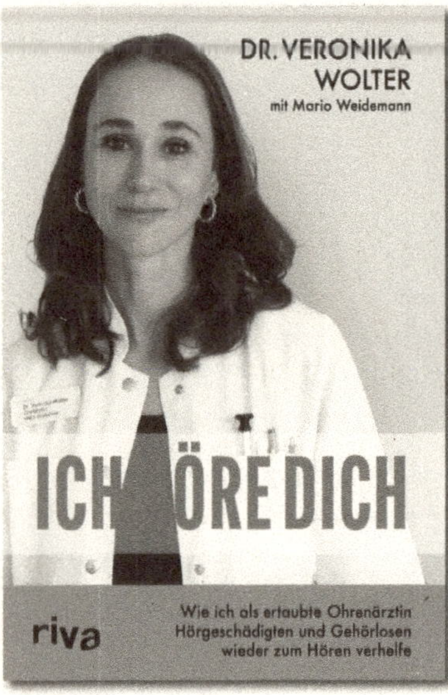

Auch als **E-Book** erhältlich

208 Seiten
17,00 € (D) | 17,50 € (A)
ISBN 978-3-7423-2305-7

Veronika Wolter | Mario Weidemann

Ich höre dich

Wie ich als ertaubte Ohrenärztin Hörgeschädigten und Gehörlosen wieder zum Hören verhelfe

Kaum jemand kann sich vorstellen, wie es sich anfühlt, mit einem Mal nichts mehr zu hören. Dr. Veronika Wolter schon. Bereits im Kindesalter begann sie, verursacht durch eine Hirnhautentzündung, ihr Gehör zu verlieren. Doch während die Welt um sie herum immer leiser und schließlich still wurde, war sie nicht bereit, dieses Schicksal zu akzeptieren.
Hier erzählt sie davon, wie sie ihre vermeintliche Schwäche in ihre größte Stärke verwandelte und ihren Wunsch, HNO-Ärztin zu werden, trotz aller Hindernisse und Schicksalsschläge nicht aus den Augen verlor. Heute hat sie es sich zur Bestimmung gemacht, anderen Menschen zu einem bestmöglichen Hören und raus aus dieser Stille zu helfen. Und sie zeigt eindrücklich, dass es sich wahrlich lohnt, niemals aufzugeben.

riva